《湖南省现场救护条例》
解　读

主编 ◎ 祝益民　陈　芳

中南大学出版社
www.csupress.com.cn
·长沙·

编 委 会

序

民惟邦本，本固邦宁。习近平总书记提出："人民安全是国家安全的基石。"安全是人民的基本需要，没有人民安全，就没有人民幸福；人民安全是国家安全的深层因素，没有人民安全，也难有国家安全。

2020 年伊始，新冠肺炎疫情突然暴发，这是近百年来人类遭遇的影响范围最广的全球性大流行病。在党中央的集中统一部署和全国人民的共同努力下，中国抗疫斗争伟大实践取得了重大战略成果，彰显了人民至上、生命至上的理念。这一战也检验了我们应对突发公共卫生事件的能力，让我们清楚地认识到公共应急管理体系和能力建设的短板与不足。只有构建起强大的公共卫生体系，健全预警响应机制，全面提升防控和救治能力，才能切实为维护人民健康提供有力保障。

随着经济社会的发展，生活方式和疾病谱发生了深刻变化，人民群众对健康的要求也日益增加，心脑血管疾病、突发急症、意外事故、自然灾害以及社会突发事件等导致的伤、残甚至死亡严重危害着人民群众的健康。与发达国家相比，我们在公众急救知识的普及和培训等方面存在较大的差距。增强公众急救能力，提升全民医学素质是提升公众科学素质、构建强大公共卫生体系和紧急救援体系的一个重要方面，普及急救知识和强化急救培训刻不容缓。近年来，通过卫生健康部门和医务工作者的不断努力和推进，现场救护已上升到立法高度。2020 年 7 月 30 日，由湖南省第十三届人民代表大会常务委员会第十九次会议表决通过了《湖南省现场救护条例》，自 2020 年 11 月 1 日起施行，湖南成为全国首个为"现场救护"单独立法的省份，对实现健康中国的战略目标、构建起强大的公共卫生体系具有重大意义。这本《〈湖南省现场救护条例〉解读》围绕条例内容从立法背景、现场救护的培训、救护设施、救护行为和法律责任等方面，进行了深度和专业的解读，全方位解析了条例的内容，普及了现场救护知识，总结了实践经验。

在新时代的今天，新生的风险和挑战层出不穷，面对未来，我们要做好充分的准备，以确定性来应对前所未有、前所未知的不确定性和挑战。助力健康中国的力量来自于人民，而保护人民健康是我们的责任所在，期望以这本书为普及纽带，帮助广大读者充分了解《湖南省现场救护条例》，让更多的民众学习到现场救护知识和技能，挽救更多生命。

湖南省卫生健康委员会主任　党组书记　陈小春

2020 年 10 月

目录

第一章

绪　论

第一节　现场救护的概念

一、现场救护的定义

救护是指援助伤病人员并使其得到适时的医疗，泛指援助有生命危险的人。一般来说，医疗机构和医务人员开展的医疗行为具有专业性，需要一定的医疗基础条件和设施设备，由具有执业资格的专业技术人员按照准入要求和规范流程开展诊疗救治工作，受到相关法律法规的保护和制约。

现场救护，是指在医疗区以外发生心脑血管疾病等急危重症以及创伤、溺水、中毒等意外伤害情况时，在医疗急救机构救护前，救助人自愿对患者或者伤者实施基础性急救、呼叫医疗急救机构或者将受助人送往医疗机构救治的行为。

二、疾病谱变化对现场救护的挑战

（一）心血管疾病

1990 年，约 100 万人死于动脉粥样硬化性心血管疾病，占心血管疾病死亡人数的 40% 和总死亡人数的 11%。缺血性心脏病曾被列为第七大过早死亡原因，2010 年上升到第二位。2016 年，约有 240 万人死于动脉粥样硬化性心血管疾病，占心血管疾病死亡人数的 61% 和总死亡人数的 25%。

研究发现，大多数急性冠状动脉事件的死亡发生在患者有机会接受任何治疗之前的院外。一项针对 1987 年至 1989 年中国 16 个省份冠心病的流行病学研究发现，44% 的冠心病死亡发生在医院以外。2012 年的两项研究报告显示，冠心病院外死亡的比例更高。有资料表明，2007 年至 2009 年，在北京市 41732 例急性心肌梗死死亡病例中，72% 发生在医院外，居住在农村地区、受教育程度较低的患者院外死亡比例较高。2018 年的有关资料显示，城市居民心脏病的死亡率为 146.34/10 万，农村居民为 162.12/10 万，而在冠心病的院外死亡病例中有 78.8% 发生在家庭。遗憾的是，在这么多的冠心病院外死亡病例中，他们很少有机会获得及时的现场急救。一项研究收集了 2012 年 1 月至 2012 年 12 月北京市紧急医疗服务覆盖的城市地区发生的所有院外心脏骤停病例，结果发现在 9897 例院外心脏骤停患者中，仅有 2421 例（占 24.4%）实施了心肺复苏。从呼叫到专业人员到达发病地点的平均时间为 16 分钟；但是，只有 11.4% 的患者在专业人员到达之前由旁观者进行了基本的心肺复苏。即使在北京城区，院外心脏骤停的患者存活率也很低，在转运到医院抢救后，只有 1.3% 的患者好转出院。

院外心脏骤停是全世界成人死亡的主要原因，它被定义为在医院外发生的与体循环缺失相关的心脏功能机械活动的丧失。在美国和欧洲，院外心脏骤停患者的生存率为<15%，而院内心脏骤停患者的生存率约为 22%。每年因心脏骤停造成近 50 万人死亡。在美国，来自 35 个社区的报告显示，院外心脏骤停的发生率为 55/10 万。据估计，欧洲每年约有 275 000 例院外心脏骤停患者接受紧急医疗服务治疗，其中只有 29 000 人存活到出院。在英格兰，常住人口中院外心脏骤停的发生率为 53/10 万，2014 年报告了 28 729 例经紧急医疗服务治疗的患者，只有 7.9% 的患者存活到出院。全球范围内，院外心脏骤停患者的存活率大致如下：欧洲为 7.6%，北美为 6.8%，亚洲为 3.0%，澳大利亚为 9.7%。

(二)脑血管疾病

脑卒中(俗称"中风")是世界范围内的第二大死亡原因，在占世界人口 1/5 的中国则为第一大死亡原因。2012 年至 2013 年，从 31 个省纳入 480 687 人的全国流行病学调查结果显示，年龄标准化的脑卒中患病率为 1115/10 万。在中国，有超过一半的人口生活在农村地区，农村地区脑卒中的总发病率为 298/10 万，城市地区为 204/10 万。《2019 中国卫生健康统计年鉴》显示，城市居民脑血管病的死亡率为 128.88/10 万，而农村居民则为 160.19/10 万。

缺血性脑卒中超急性期的有效治疗依赖于及时恢复可抢救脑组织的血液供应。目前，中国只有 10% ~20% 的脑卒中患者能在发病 3 小时内到达医院。入院延迟与很多因素有关，其中最重要的因素是急性脑卒中的症状未能得到早期识别，公众对健康生活方式和脑卒中的危险因素缺乏必要的认识。只有约 1/5 的患者在发病以后认识到最初的症状是脑卒中，并及时来到医院就诊。在超急性期治疗方面，接受静脉溶栓治疗的缺血性脑卒中患者不到 3%，远低于高收入国家的平均水平。

(三) 创伤

创伤是目前全球死亡和残疾的首要原因，死亡及伤残人群中的 75% 是青壮年，常见原因为交通伤与跌落伤。其中，最主要的原因是交通运输伤害，全球每年因交通事故致伤人数约 1500 万，致死人数约 70 万。据 WHO 发布的《2018 年全球道路安全现状报告》的数据显示，每年因道路交通事故可造成全球 135 万人死亡和 5 000 万人受伤，造成直接经济损失约 5 100 亿美元，交通事故已成为 5~29 岁青少年死亡的最重要原因。近年来，我国道路交通事故死亡人数逐年下降，但还是存在事故基数较大、绝对死亡人数较多等问题，死亡人数和万车死亡率与发达国家相比差距仍然明显。2016 年以来，我国每年发生的交通事故数均超过 20 万起，死亡率约为 11/10 万。2017 年，全国因交通事故导致 6 万多人死亡，直接经济损失约 120 000 余万元。《2019 中国卫生健康统计年鉴》显示，我国城市居民机动车辆交通事故的死亡率为 11.24/10 万，农村居民则为 16.94/10 万；城市居民机动车以外的运输事故死亡率为 0.03/10 万，农村居民则为 0.05/10 万；另外，我国城市居民意外跌落的死亡率为 10.26/10 万，农村居民则为 12.27/10 万。

（四）其他意外伤害

在中国，每年约发生各类伤害 2 亿人次，需要就医的约占全年居民患病就诊总人次数的 4%，每年直接医疗费达 650 亿元，死亡人数逾百万，占死亡总人数的 9% 左右，是继肿瘤、心脑血管疾病之后排在第三位的主要死因。目前除交通运输伤害以外，常见的伤害主要有自杀、溺水、中毒、跌落等，占全部伤害死亡人数的 70% 左右。意外伤害也是我国儿童死亡的首要原因，包括车祸、溺水、窒息、中毒、烧伤、跌落、动物咬伤、自杀、他杀等。

1. 溺水。与其他伤害事故不同，溺水更容易导致死亡，造成的损害更为严重。迄今为止，溺水依然是一个全球性的重大公共安全问题，因其发生率高、范围广泛，给个体、家庭及社会造成了极大的伤害与损失。因地理气候、水域特点、经济、文化发展水平及独特的城乡二元结构等因素，中国的溺水发生率一直居高不下，中小学生更是溺水的主要群体。在中国每年发生的学生安全事故中，溺水是造成广大中小学生，尤其是农村地区中小学生非正常死亡的主要原因之一。农村村落周边只要存在开放性的自然水域，一般都发生过溺水事故，具有一定的普遍性规律。据近几年的数据统计显示，我国每年因为溺水身亡的人数达到 5.7 万人，其中中小学生占 65%，占我国 0～14 岁儿童少年意外死亡的 60%，每年约有 3 万名左右的儿童死于溺水事故。《2019 中国卫生健康统计年鉴》显示，我国城市居民溺水的死亡率为 2.31/10 万，农村居民为 3.69/10 万。由于溺水过程的短暂性及后果的致命性等特点，溺水急救无异于与死神赛跑，每一秒都关乎生命的存亡，必须快速、有效、分秒必争，现场就地急救是溺水急救的第一原则。

2.中毒。急性中毒事件是指各种化学性、生物性、药物性等毒物，因意外性、人为性、事故性等原因引起的人群中毒事件。由于急性中毒患者病情复杂、变化急骤，严重者出现多器官功能衰竭，如不能得到及时准确的救治，随时可能危及生命。急性中毒是指人体在短时间内接触毒物或超过中毒量的药物后，机体产生的一系列病理生理变化及临床表现。其病情复杂、变化急骤，严重者出现多器官功能障碍或衰竭，甚至危及生命。WHO将急性中毒列为威胁人类健康的疾病，其严重危害公共健康和生命安全的问题已逐渐趋向全球化发展。据WHO估计，全世界每年有50多万人死于各种类型的中毒，对家庭和社会造成了重大影响。毒物的清除是急性中毒急救的重点，急性中毒患者接触毒物的时间越长，致死率越高，预后越差。毒物种类以药物、乙醇、一氧化碳、食物、农药等为主。《2019中国卫生健康统计年鉴》显示，我国城市居民意外中毒死亡率为1.88/10万，农村居民则为3.28/10万。

3.烧伤。烧伤是一种世界范围的常见损伤，居外伤性疾病致伤原因的第四位，2004年全球范围内烧伤患者中需要医疗干预者接近1100万。每年因火焰所致烧伤死亡的患者超过30万，因烫伤、电烧伤、化学烧伤等其他原因烧伤死亡的患者更多。然而死亡并非烧伤的唯一危害，更多的烧伤患者存活后遗留一生的瘢痕、残疾、畸形或者功能丧失，给患者、患者家庭和社会带来了深远的危害。影响烧伤流行病学特征的因素很多，如社会经济、文化水平、社会医疗卫生保险、福利以及人民的生活习惯等。其中，一个地区的社会经济水平对烧伤流行病学特征有极其重大的影响，在世界范围内烧伤所致的死亡病例中，有90%发生在低收入及中低收入国家，仅3%发生在高收入国家。《2019中国卫生健康统计年鉴》显示，我国城市居民火灾死亡率为0.43/10万，农村居民则为0.71/10万。

4. 自杀。自杀对社会和个体的生命安全危害极大，是全世界都在关注的社会问题。据WHO在2017年公布的数据，地球上每年约有近80万人死于自杀，其比例约为11/100 000。这意味着在全世界范围内平均不到一分钟就有一人死于自杀。据统计，中国每年死于自杀的人数约为29万人，超过了世界自杀人数的1/4。另据WHO在2018年公布的一项数据显示，全球50%以上的自杀者年龄小于50岁。《2019中国卫生健康统计年鉴》显示，我国城市居民自杀死亡率为4.22/10万，农村居民则为7.19/10万。

三、黄金救治时间的意义

心脏骤停会影响所有的器官系统，其中对神经系统的影响最为显著，因为脑组织对缺氧非常敏感。大脑组织中的氧在20秒内会耗尽，葡萄糖和腺嘌呤核苷三磷酸在5分钟内会完全消耗。这将导致膜静息电位的损失、钙的内流和兴奋性神经递质的释放，从而进一步加剧了由于组织缺氧造成的神经损伤。随着循环的恢复，氧自由基的形成导致了继发性损伤，直接损伤细胞膜并引起炎症。大脑自身调节功能障碍也可能发生，从而导致持续性脑缺血。广泛性缺氧性脑损伤患者可合并颅内压增高、脑水肿和脑疝。

80%以上的心脏骤停发生在医院外，40%以上的患者死于发病后15分钟内。抢救时间每早1分钟，成功率将上升10%；心脏骤停 4 分钟内,抢救成功率约为 50%;心脏骤停 6 分钟内,抢救成功率约为 10%;超过 6 分钟,成功率仅为 4%;超过 10 分钟,抢救成功率几乎为 0。心脏骤停黄金急救时间仅为 4~6 分钟,此时急救车和专业救护人员无法赶到,因此猝死的悲剧时常发生。据不完全统计,我国每 10 秒就有 1 人因心脑血管疾病死亡,每年有 54 万人死于猝死,而现场抢救成功率不足 1%。分析其原因,并不是设施设备不够、医疗技术不强和医务人员水平不高,而是发达国家接受过急救知识与技能训练的"第一目击者"占普通民众的 1/8~1/15。美国每年的心源性猝死占院外心脏骤停的 36%,其中 80% 发生在家庭中,经抢救其生存率达 28.7%。欧美国家遇到类似问题时,大都会有"第一目击者"在现场及时应用心肺复苏技术(CPR)对患者进行急救,35%~40% 的猝死者通过及时进行的心肺复苏,幸运地转危为安。

在发病、受伤现场(如家里、道路附近、工作和娱乐休闲场所等),几分钟、十几分钟都万分宝贵,抢救每推迟 1 分钟,患者及伤者的死亡率就会上升 3%,因此,抢救越早,成功率就越高。现场施救是抢救危重患者及伤者的早期关键时段,医学上称之为"救命的黄金时刻"。目前,心脑血管疾病和意外伤害已成为我国居民死亡的主要原因之一,疾病急性发作和意外伤害的发生情况各种各样,具体的最佳救治时效各不相同,救治时效的意义也不同,有的决定的是生死,有的决定的是治疗效果。研究认为,严重创伤有"铂金十分钟"和"黄金一小时"的说法。许多交通事故的致死均发生在伤后 30 分钟内。因此,伤后 30 分钟内若能给予医疗急救,则有 18%~25% 的患者的生命可因此得到挽救。脑卒中发生后的 3~4.5 小时是治疗的黄金时间,如果脑梗死在 3 小时内给予溶栓治疗，部分神经功能就可得到很好的恢复。对于心肌梗死患者来说，时间就是生命，若在发病后 1~2 小时、在心肌还未受到损伤时能够得到及时有效的治疗，恢复后就可能无任何后遗症。国外研究数据显示，延误时间每延长 30 分钟，患者的病死率将增加 75%。肺栓塞患者发病 48 小时内最危险，严重者可发生心脏骤停和呼吸骤停，必须尽早进行抢救和治疗。早期大量补液已被证实是预防挤压综合征相关急性肾功能衰竭的最有效方法，如果补液不充足或延迟到受压 6 小时以后才开始补液，急性肾功能衰竭几乎不可避免。眼外伤患者若能在受伤 24 小时以内得到确定性的治疗，并发症就会减少，感染率会降低，当然，如果能在伤后 6~8 小时内进行治疗则更好，这样才有可能不失明。食物中毒催吐的第一时间是中毒后 1~2 小时内，洗胃的第一时间为中毒后 6 小时内。

四、现场救护观念的转变

"遇事都依赖专业人员解决"是绝大多数人的想法，如现场救护时，有些人就会将抢救的希望完全寄托于医护人员身上，或者想方设法将患者尽快送到医院，或者迅速通过拨打 120 急救电话呼叫医务人员到达现场急救。这些传统的现场救护观念与处理方式，往往使患者丧失了最佳的抢救时机。

现场救护的新理念是：立足于现场抢救，向公众普及救护知识，使公众掌握先进的救护理论和技能，从而成为能够在现场及时、有效地开展救护的"第一目击者"。在院外现有的条件下，"第一目击者"可以为伤病人员提供有效、紧急的救护措施，以挽救其生命，减轻伤残和痛苦，然后迅速地将患者送到就近的医疗机构继续接受救治。

现场救护，不是医务工作者的"专利"，我们现在要做的是要把急救知识科普给公众。现场救护，要打破医院的围墙，走向社会，走进社区，即实现"救护社会化、结构网络化、抢救现代化、知识普及化"救护目标。"为善最乐""博施济众""赠人玫瑰，手有余香"，就是现场抢救的基本要求，也是现代救护理念的更新，应在全社会树立"社会大救助"的观念。施救人员可以在事发现场(如患者家中、公路上、工作场所或公共场所等医院以外的种种环境中)实施有效救护。实施救护人员从过去限定为医生、护士转变为患者身边的"第一目击者"。"第一目击者"可以是患者的亲属、同事、司机、警察、保安人员、服务员、社区及农村卫生工作者等。卫生健康部门可以定时培训民众，以便促使全民掌握基本的自救互救技能，为民众健康保驾护航。

在危重患者发病及伤员受伤害的现场，只有在救命黄金时刻争分夺秒地开展现场急救，通过及时有效的急救措施，如对心跳呼吸骤停的伤病员进行心肺复苏，才有可能挽救伤病员的生命。创伤性伤病员由于心、脑、肺、肝、脾、肾及脊髓等重要脏器损伤及大出血导致休克时，可出现呼吸、循环功能障碍，在循环骤停时，现场救护要立即实施心肺复苏，并迅速判断有无致命伤，如伤病员生命垂危，应采取以下措施挽救其生命：保持呼吸道通畅、维持循环稳定、呼吸心跳骤停时立即行心肺复苏(CPR)。通过现场急救，可以稳定伤病员的病情，防止并发症及伤势恶化，在现场对伤病员进行对症、医疗支持及相应的特殊治疗与处置，为下一步的抢救打下基础。

五、现场救护的目的

疾病急性发作和意外伤害的突发现场环境各种各样，千差万别，绝大部分情况下都不具备急救所需的专业条件，这就给现场救护带来了困难。因此，明确现场救护目的，迅速选择正确的救护方法，对患者实施科学、及时、先进、有效的初步救护非常重要。只有做到了这些，才能避免因不知所措而耽误抢救时间，才能减少无效救护，也才能避免因适得其反的"救护"方法而造成无法弥补的伤亡事故。用一句话来概括，现场救护的目的就是"挽救生命，减轻伤残，提高生命质量"。具体内容包括挽救生命、稳定病情、防止并发症及伤势恶化，降低伤残率、减轻痛苦及快速转运。

1. 挽救生命。通过及时有效的急救措施，如对心跳呼吸骤停的伤病员进行心肺复苏，以挽救生命。

2. 稳定病情。在现场对伤病员进行对症处理、医疗支持及相应的特殊治疗与处置，以使其病情稳定，为下一步的抢救打下基础。

3. 减少伤残。发生事故特别是重大事故或灾害事故时，不仅可能出现群体性中毒，往往还可能发生各类外伤，诱发潜在的疾病或使原来的某些疾病恶化，现场急救时正确地对伤病员进行冲洗、包扎、复位、固定、搬运及其他相应处理可以大大降低伤残率。

六、现场救护的内容

1. 脱离险区。要让患者或者伤员尽快脱离险区，移至安全地带。对于因滑坡、塌方砸伤的伤员应尽早搬运至安全地带；对于急性中毒的患者应尽快使其离开中毒现场，如煤气中毒患者需将其搬运至空气流通区；对于触电的患者，要立即解脱电源等。

2. 检查病情。现场救护人员要沉着冷静，切忌惊慌失措。应尽快对受伤或中毒的伤病员进行认真、仔细的检查，以确定病情。检查时要注意：不要给伤病员增加无谓的痛苦，如检查伤员的伤口时，切勿一见患者就脱其衣服，若伤口部位在四肢或躯干上，可沿着衣裤线剪开或撕开衣服，暴露其伤口部位即可。

3. 立即救治。根据迅速检查出的伤情，立即进行生命支持和初步对症救治。判断意识、开放气道、人工通气、高质量的CPR 和自动除颤始终是现场救护的关键。在救治时，要注意纠正伤病员的体位，有时伤病员自己采用的所谓舒适体位可能导致病情加重或恶化，甚至导致死亡。如被毒蛇咬伤下肢时，要使患肢放低，绝不能抬高，以延缓毒汁的扩散；上肢出血要抬高患肢，防止增加出血量等。救治伤病员较多时，一定要分清轻重缓急，优先救治伤重垂危者。

4. 安全转移。对于伤病员的的转移，要根据不同的伤情，采用适宜的担架和正确的搬运方法。在运送伤病员的途中，要密切注视其病情变化，并且不能中止救治措施，将伤病员迅速而平安地运送到后方医院以便后续抢救。

第二节　现场救护三个"一"理念

现场救护是立足于现场的抢救。在发病与受伤现场，"黄金时刻"是对患者实施及时、先进、有效的初步救护的关键点。绝大多数情况下，在场的"第一目击者"不会是急救专业人员，而是其他人员，这些人并没有掌握基本的急救技能，不会在"第一现场"和"第一时间"施救，等到急救专业人员赶到现场时，患者或伤者往往失去了救命的最佳时机。针对我国当前全民急救知识与技能普及率极低的严峻现状，笔者首次提出"第一目击者、第一现场、第一时间"三个"一"现场救护理念，强调现场救护的关键就是要把握好"第一现场"和"第一时间"由受过急救技能培训的"第一目击者"施救，形成现场救护三个"一"的现代现场救护理念。

一、伤病突发的"第一现场"

"第一现场"即伤病突发的现场，往往形势复杂、情况多样，甚至因现场环境所导致的伤害与风险层出不穷，现场安全应作为现场救护的核心。环境安全隐患直接威胁突发事件现场所有人员的生命并影响救治质量，"第一目击者"应先排除现场环境险情后再行救护。如现场高危因素仍存在，请保持安全距离，避免人员伤害，并立即拨打紧急电话。"第一目击者"应对现场环境、自身救助能力、自我保护能力及客观救助条件进行评估，确认现场无危险后方可进入。对于严重受伤或患病的人，最危险的威胁之一是不必要的搬动或活动，除非有紧急危险，如火灾、洪水或有毒气体。随意移动患者可能造成额外的伤害、疼痛，使患者的病情复杂化，甚至可直接导致死亡。所以，在"第一现场"应分清伤情、病情的轻重缓急，迅速判断致命伤，评估并优先处理对伤病员有生命威胁的情况，迅速有效地实行现场救护。

二、迅速作出正确反应的"第一时间"

疾病急性发作和意外伤害的发生情况各种各样，具体的最佳救治时效也各不相同，救治时效的意义也不同，有的时效决定的是生死，有的时效决定的是治疗效果和预后。

"第一时间"是指在医疗区以外发生急性威胁生命的疾病的最佳救治时间，包括判断识别、紧急呼救和初步急救，从时间维度上强调"时间就是生命"。"第一时间"不仅是一切伤病急救开始的基础，也是急救链上独立而关键的环节，其质量优劣直接决定患者生存与否，任何失误和延误均可导致不良预后。正确判断病情、评估病情才能使现场救护有的放矢。"第一目击者"应迅速通过周围的环境、人员、受伤的部位等判断受伤原因及病情。清醒的患者应通过与其交流了解突发意外伤害的原因及情况，意识不清或昏迷者则通过旁观者、患者家属或查看是否携带病历信息卡片等发现线索并进行初步判断。观察患者的意识、呼吸、脉搏、心跳、肢体的活动度，面色及皮肤颜色与温度改变等，综合判断伤员损伤程度，通过轻拍患者肩部并大声呼叫"您怎么了"来评估患者的反应。若发现患者无反应、无意识及无呼吸则需要紧急呼救，施救者应立即或指派现场某人拨打急救电话，说明伤病员所处的详细位置，确定伤病员情况，包括症状、人数、诱因等有价值的信息。保持畅通联络，不要轻易挂断急救电话，有条件者可在指挥中心调度员的指引下实施高质量的 CPR 或其他急救措施，一旦救护车到达迅速引至现场。初步急救时间是决定现场救护效果的关键。呼吸心搏骤停救治的黄金时间是 4~6 分钟；"白金十分钟"是决定创伤急救成功率的关键时间；气道异物阻塞如不立即解除，在 4~7 分钟内可引起呼吸心搏骤停；淹溺从发生到死亡平均为 4~10 分钟；食物中毒必须在 1~2 小时内催吐，以阻止吸收毒物；毒蛇咬伤后，毒素 3~5 分钟即被吸收，伤者应立即进行绑扎伤肢、冲洗伤口、局部降温、切开排毒等处理。

三、接受规范培训的"第一目击者"

"第一目击者"的英文是"First Responder"，原意是伤病员呼吸心搏骤停发生后，处于现场并且第一个作出反应并对伤病员采取急救行动的人。这类人并不专指医生，可以是患者(伤者)身边的任何人。"第一目击者"这个词起源于 20 世纪 20 年代的欧美发达国家，目前已逐渐成为了志愿者队伍中最重要的成员。他们主要学习以救命为主的基本急救知识和技能，经过规范培训，通过考试获得证书后，就可以在现场对伤病员开展救护工作，成为社区民众开展"自救、互救与他救"时的重要力量。任何一个社会人都可能成为"第一目击者"，这已经成为社会文明进步的标志。

生死攸关之际，"第一目击者"的现场救护能力非常关键。目前，我国真正经过了规范培训、训练有素的"第一目击者"在总人口中的比例不到 1%，"不会救"和"不敢救"现象严重。在美国、日本、新加坡等国家及我国的香港特区，受到相关培训的"第一目击者"占其城镇人口的比例为(8~15):1。强化"第一目击者"培训、提升全民急救意识刻不容缓。"现场救护第一目击者行动"是一项提升全民急救意识与水平的工程计划，需要科学普及与专业相结合、政策性与大众化相结合、娱乐性与传播性相结合，使得急救知识与技能通俗易懂、易学好操作，从而实现全方位、多形式、多途径推广民众现场急救知识与技能的目标，使人民群众能够懂急救、会急救、敢急救。因此,进行"第一目击者"急救知识培训已成为当务之急。

现场目击者(即"第一目击者",又称为"第一反应人")是指在现场为突发伤害、危重疾病的患者提供呼叫医疗急救机构、自愿对患者实施基础性急救或者将患者送往医疗卫生机构救治的人。包括现场伤员身边的人(亲属、同事、警察、消防员、保安人员、公共场合服务人员等)。他们平时参加救护培训并获取培训相关的证书,在事发现场利用所学的救护知识、技能救助患者。

救助人,包括经过现场救护基本知识和技能规范化培训的非医务人员或者医务工作者。受助人是指在院外发生心脑血管疾病等急危重症患者或者遇到交通事故、溺水、中毒等意外伤害事件需要他人救助的患者。

志愿者,联合国将志愿者定义为"自愿进行社会公共利益服务而不获取任何利益、金钱、名利的活动者",具体是指在不为任何物质报酬的情况下,能够主动承担社会责任、不获取报酬,奉献个人时间和实施助人为乐行动的人。根据中国的具体情况,志愿者是这样定义的:"在自身条件许可的情况下,参加相关团体,在不谋求任何物质、金钱及相关利益回报的前提下,在非本职职责范围内,合理运用社会现有的资源,服务于社会公益事业,为帮助有一定需要的人士,开展力所能及的、切合实际的,具一定专业性、技能性、长期性服务活动的人。"志愿者也叫义工、义务工作者或志工。他们致力于免费、无偿地为社会进步贡献自己的力量。志愿工作是指一种具有组织性的助人及基于社会公益责任的参与行为。一般认为,志愿者是自愿贡献个人的时间和精力的人,在不计物质报酬的前提下为推动人类发展、社会进步和社福利事业而提供服务的人员。志愿服务则是任何人自愿贡献时间和精力，在不为物质报酬的前提下为推动人类发展、社会进步和社会福利事业而提供的服务。志愿者可因服务内容的不同而分为消防志愿者、抗震救灾志愿者、奥运志愿者、社区志愿者、环保志愿者、网络志愿者等。《湖南省现场救护条例》中的志愿者是指在医疗区以外发生心脑血管疾病等急危重症或者交通事故、溺水、中毒等意外伤害情况时，在医疗急救机构救护前，自愿呼叫医疗急救机构、自愿对患者实施基础性急救或者将患者送往医疗卫生机构救治的人。

第二章

国内外现场救护立法现状

第一节　现场救护立法的必要性

公众遇到他人突发急危重症疾病或遭遇伤害，该不该救？怎么救？这是摆在每一个人面前的难题。鼓励和倡导现场救护行为，激发社会正能量，让善心善行没有后顾之忧，是现场救护立法的宗旨之一。

一、不敢救、不会救现象

现场救护法律制度是民法体系中非常重要的一部分，完善现场救护法律制度具有重要的理论意义。现场救护法律制度所追求的是生命权的至高无上，这正符合了宪法和法理的要求，也符合"以人为本"的核心理念。目前现场救护法律制度还没有形成完善的理论体系，其中的大部分问题也没有明确规定。在我国社会发展的过程中，建立一个更好的、更完善的现场救护体系是我国医疗体制改革的重要后盾。我国幅员辽阔，绝大部分城镇的专业急救机构尚不健全，急救力量、设备也很有限，即使在急救系统最完备的国家，大部分情况下，专业急救人员也并不能保证在救命的"黄金时刻"到达现场，因此，开展现场救护相关业务培训以及通过立法促进现场救护的发展意义重大。

二、健康中国行动与"人民至上、生命至上"

中华人民共和国成立以来特别是改革开放以来，中国卫生健康事业获得了长足发展，居民主要健康指标总体优于中高收入国家平均水平。随着工业化、城镇化、人口老龄化进程加快，中国居民生产生活方式和疾病谱不断发生变化。居民现场救护知识知晓率偏低，不敢救、不会救现象比较普遍，由此引起的问题日益突出。习近平总书记在十九大报告中提出，提高保障和改善民生水平，加强和创新社会治理，实施健康中国战略。要完善国民健康政策，为人民群众提供全方位、全周期的健康服务。

《健康中国行动（2019—2030 年）》中提出了健康知识普及行动。每个人是自己健康的第一责任人，对家庭和社会都负有健康责任。普及健康知识，提高全民健康素养水平，是提高全民健康水平最根本、最经济、最有效的措施之一。当前，我国居民健康素养水平总体仍比较低。2017 年居民健康素养水平只有 14.18%。城乡居民关于预防疾病、早期发现、紧急救援、及时就医、合理用药、应急避险等维护健康的知识和技能比较缺乏，不健康生活行为方式比较普遍。科学普及健康知识，提升健康素养，有助于提高居民自我健康管理能力和健康水平。

公众需要掌握必备的健康技能，特别是急救培训，学会基本的急救技能：需要紧急医疗救助时应拨打 120 急救电话；发生创伤出血量较多时，立即止血、包扎；对怀疑骨折的伤员不要轻易搬动；遇到呼吸心搏骤停的伤病员，会进行心肺复苏等。保护人民身体健康，党和政府可以不惜一切代价。人民至上、生命至上，这是我们党初心使命的集中体现。

三、弘扬道德与立法

提升全民文明素养，仅靠道德的感召力是不够的。法律是成文的道德，道德是内心的法律。没有法律的强制力，道德独木难支；没有对道德的内心信仰，法律也会左支右绌。只有道德与法律形成合力，相辅相承、相得益彰，才能共同筑牢社会文明的大厦。中共中央印发的《社会主义核心价值观融入法治建设立法修法规划》提出，要加强道德领域突出问题专项立法。这体现了以德治国与依法治国相结合的治国理念，也体现了依法维护传统美德、社会公德、职业道德、家庭美德、个人品德的法治精神。

近年来，我国道德领域的立法不断加强，各地纷纷出台见义勇为条例，以地方立法的形式，极大地保护了见义勇为者的合法权益。最高人民法院牵头建立联合惩治老赖机制，让失信者寸步难行。正式实施的《中华人民共和国英雄烈士保护法》，高扬起爱国主义的大旗，极大地鼓舞了社会正气。不仅是立法，近年来，在司法领域，以司法判决引领社会道德风尚的案例不断涌现，从邱少云名誉权案，到电梯劝烟猝死案，再到河北见义勇为者无责案，这些被录入最高人民法院工作报告的经典判例，经过媒体广泛报道后，给公众留下了深刻记忆，成为司法维护社会道德、弘扬社会正气的旗帜。

法律是他律，道德是自律，法律强制和道德教化两者兼备，才能使法律和道德相互贯通，形成合力。春风化雨，水滴石穿，才能使崇尚社会道德与文明日益成为人们的自觉。对他人的救助是一种稀缺的行为，这就需要国家公权力机关以多种方式对救助行为予以激励，包括对救助人进行奖励等一系列举措。这种奖励既有利益激励的功能，又有损失补偿的功能，这些功能的实现使救助行为有所扩展，不再只是一小部分道德高尚者的行为，使得处于危急状况下的人能获得最大限度的救助可能性。《湖南省现场救护条例》的实施，有助于鼓励行善、弘扬美德。

四、发达国家立法现状

美国、加拿大、日本等国是急救立法比较全面的国家，对于需要实施急救的患者的保护也比较充分。国外的现场救护法律制度起步较早，发展较快，从而形成了比较完备的急救体系与极具特色的现场救护制度。国外急救法律制度的特色与重点多集中于以下三个制度。

1.《好撒玛利亚人法》

《好撒玛利亚人法》的适用范围非常广，目前欧洲一些国家和美国等均有《好撒玛利亚人法》相关条款。《好撒玛利亚人法》存在的意义在于使人做好事无后顾之忧，是在紧急状态下，施救者因其无偿的救助行为给被救助者造成损害时免除责任的法律制度。当救助者不再担心自己"好心办坏事"时，就会在一定程度上激励更多的人给予他人帮助。

2.美国 e 网络急救系统

该项目主要是通过网络视频会议技术建立起农村偏远地区急救医护人员与 e 急救医疗服务中心的医护人员之间的互通桥梁，

即e急救医疗服务。其惠及范围之广、应用程度之高使得偏远地区的急救效率明显提高。

3.急救直升机制度

急救直升机制度首先由德国提出，随后被引入日本，将直升机应用于日常的、威胁重大生命安全的、目的地距离较远的急救案件中，经过多年发展，已逐步形成了较完善的急救直升机制度。

五、我国立法现状

我国在进行《民法总则》订立的过程中，也肯定了"好人法"的重要作用和地位。当今社会，出现了极个别的"见死不救"的负面现象，其产生的根本原因在于因为害怕自己的救助行为使自己遭受到人身或者财产上的损害。将此制度引入我国的急救法律制度中，在法律的层面上肯定"施救者"的救助行为不仅能够减少现实生活中的负面现象，还能在一定程度上对患者或者医疗机构的紧急救治行为提供帮助，提高患者生存的概率。

《中华人民共和国基本医疗卫生与健康促进法》第二十七条规定：国家建立健全院前急救体系，为急危重症患者提供及时、规范、有效的急救服务。卫生健康主管部门、红十字会等有关部门、组织应当积极开展急救培训，普及急救知识，鼓励医疗卫生人员、经过急救培训的人员积极参与公共场所急救服务。公共场所应当按照规定配备必要的急救设备、设施。

《中华人民共和国红十字会法》第十一条规定：开展应急救护培训，普及应急救护、防灾避险和卫生健康知识，组织志愿者参与现场救护。

目前，涉及现场救护的法律体系比较薄弱，国家层面只在《中华人民共和国基本医疗卫生与健康促进法》《中华人民共和国红十字会法》和原国家卫计委《院前医疗急救管理办法》中略有提及，其他省市地方性法规中很少涉及。通过法律来推动和规范"不会救、不敢救"的问题，能更好地贯彻习近平总书记关于"人民至上，生命至上"的重要理念，更好地保护人民群众的生命安全和身体健康。

第二节　《好撒玛利亚人法》

Good Samaritian 直译为好撒玛利亚人，是基督教文化中一个很著名的成语和口头语。它的意思是好心人，有时也被解释为见义勇为者。为了在社会中弘扬见义勇为的精神，许多国家都颁布了《好撒玛利亚人法》。美国联邦以及各州的法律中都有相应的法律条文，有的称《好撒玛利亚人法》，有的称《无偿施救者保护法》。这类法律通过立法来保护见义勇为、做好事的人，使社会公众在行善时没有后顾之忧，减少人们见义勇为的犹豫时间，从而有利于人们共同维护社会安全和稳定，这也是社会文明进步的标志。

一、好撒玛利亚人的来源

好撒玛利亚人来源于《圣经·路加福音》，这个故事讲述的是一个从耶路撒冷去往耶利哥的路人，在半路上遇到了强盗，被抢劫走了财产和衣物，同时遭到了毒打，随后还被抛在半路上。祭司路过看见此人，并没有帮助他，然而一个撒玛利亚人路过此地的时候，看到他可怜，帮助了他，并且处理伤口，又将他送去旅馆，并垫付钱请旅馆老板照顾他。

上述故事讲述的是一个撒玛利亚人对一个陌生的犯罪被害人的救助，其本身具有丰富的宗教意义和文化背景，其目的在于教化众人通过行善来获得永生。在法律层面上，好撒玛利亚人这一词汇从 20 世纪 60 年代起开始被人们用于指称帮助他人的人，尤其是在紧急情况下救助他人免受财产或人身损害的人，字面意思按近于我国的见义勇为者。欧美许多发达国家都以此为名制定了《好撒玛利亚人法》(Good Samaritan Law)。

不管是在加拿大、美国，还是在欧洲以及其他国家，《好撒玛利亚人法》其实都是围绕着三个问题展开：公众在救助他人时涉及的法律责任；公众在救助他人时受损的补偿以及好撒玛利亚人的权利；公众在救助他人时承担的责任和风险。

二、美国《好撒玛利亚人法》的主要特点

美国的《好撒玛利亚人法》是非常系统、典型的法律，其目的也十分明确，目的是为了免除因提供紧急救助而引起他人损害的无偿施救者的民事赔偿责任。虽然美国各州在法律条款的设置上有所不同，但总体上就是解决两大问题：主体的适用范围和免责问题。在具体内容上，通过区分施救者是否存在法定的救助义务从而形成了两种不同的规定：一种是消极的规定，即不要求公民对危难之中的他人负有法定的救助义务，若公众出于善意对他人实施救助，则无需为自己的行为(非故意或重大过失)承担民事赔偿责任，此为消极的《好撒玛利亚人法》；另一种是积极的规定，在规定救助者民事责任豁免权的同时，还规定了公众对危难之中

的他人负有法定的救助义务，如果不履行该义务，则需要承担相应的刑事责任，此为积极的《好撒玛利亚人法》。

1959 年，加利福尼亚州制定了美国的第一部《好撒玛利亚人法》。该法律明确规定，为受救助者提供免费服务的专业人士，在其施救程中即便因轻微过失给受救助者造成损失，仍然应当免除其责任。以该州立法为蓝本，至 1983 年，美国各州以及哥伦比亚特区都制定了《好撒玛利亚人法》，为不同种类的救助者提供不同程度的豁免权。目前美国各州都有自己的立法。虽然各州的《好撒玛利亚人法》的具体条文内容有所不同，但都存在一些共同之处。在具体内容方面，根据救助者与被救助者是否有救助义务可分为两大类：一种是消极的规定，施救者享有民事责任的豁免权，且不要求救助者与被救助者之间有相互救助义务；另一种是积极的规定，在规定救助者民事责任豁免的同时，还规定了救助者与被救助者之间具有不同形式的救助义务。

三、加拿大《好撒玛利亚人法》的主要特点

在加拿大，除了魁北克省采用民法以外，其他省采用普通法。

（一）普通法中的救助义务

作为一项基本原则，普通法不要求公民必须救助处于危险中的他人。普通法的权限大多依赖于奖励与惩罚并存的激励政策，也就是说，说服公民通过救助他人来使自己的风险最小化。然而，存在一些例外。在有些情况下，救助行为的不作为可能导致民事和刑事责任。当一个人将他人置于危险之中时，例外就出现

了。如由于疏忽，汽车司机造成了他人受伤，这时如果司机不对受伤者做出救助的话，就要负法律责任。另外，一些人因为他们从事的工作的性质被认为有救助义务。如警察、消防员不能被当作好撒玛利亚人，因为他们的工作就是进行紧急救助。总之，好撒玛利亚人是指救他人于危险之中而不图回报的人。

有一种"特殊关系"也可能会导致义务救助。例如，一个集团从其他集团获得经济好处，那么这个集团对其他集团就负有救助义务；雇主有义务救助因公受伤的雇员；出现事故时，公交司机必须救助乘客，旅馆主人必须救助顾客。虽然法院并没有确定这些特殊关系的范围，然而如同美国的情况一样，这个范围可能会扩展。

(二)普通法中好撒玛利亚人的风险

从法律的角度来看，当有危机事情发生时，如果旁观者不做出任何救助行为，那么他就是安全的。但是一旦开始救助，救助行为失败的责任豁免就取消了。如果他决定充当好撒玛利亚人选择介入事件，当他的救助行动不合理或使受害人的情况恶化时，他就要对受害者承担法律责任。只要好撒玛利亚人的行为没有恶化受害人的情况，他就可以放弃救助，离开现场。然而，问题是施救者被认为有救助义务的时候，具体的救助规则和限度还没有制定出来。

因为救助行为对第三人造成损害，好撒玛利亚人被上诉的可能性远远大于因救助当事人而对其造成的损害。因此，旧的普通法对施救者进行了必要的保护。当公民为救助他人生命或保护他人财产而侵犯了第三人的权益时，将被免除责任。如，为了营救困于着火汽车中的陌生人，好撒玛利亚人可以闯入他人的车库拿出斧子。

(三)普通法中好撒玛利亚人的权利

当好撒玛利亚人因救助他人而受伤或遭受财产损失时，既往法院认定好撒玛利亚人遭受的损失是自愿的。然而，现在对好撒玛利亚人的赔偿主要取决于损失是否是由其他人的疏忽和失误造成的。如果损失是由受害人造成的，好撒玛利亚人可以从受害人那里得到赔偿。如果是由第三人引起的，好撒玛利亚人和受害人都可以从第三人那儿得到赔偿。一些省制定了法律来保护救助者，免除他们的法律责任，除非有证据证明救助者在救助过程中有严重的疏忽。有五个省和两个地区有一般立法来减轻施救者由于疏忽而承担的法律责任，大多数省并没有强行规定公民有救助义务。

(四)魁北克省关于好撒玛利亚人的法律规定

魁北克省采用民法。在加拿大，它是规定公民有法定救助义务的唯一的省，也是对救助者因救助行为而遭受损失进行赔偿的唯一的省。在民法及人权和自由宪章中，魁北克省制定了关于救助者因救助行为所受损害的赔偿条例。然而，关于救助行为的法律条款，并没有具体的法律解释。同时规定，如果公民不做出救助行为，就会因为受害者的损害加重而被问责。但是事实上，对救助者不救助的诉讼案件还没有出现。在这一点上，魁北克省与其他省的状况相似。

四、欧洲《好撒玛利亚人法》的主要特点

在欧洲，关于好撒玛利亚人的法律存在着大量的一致性。根据民法规定，公民不做出紧急救助是犯罪行为。有趣的是，根据罗马法律和有些欧洲国家的原始法典，在紧急情况下，对陌生人提供救助并非公民的法定义务。关于公民法定救助义务的规定最近源于法国、比利时等国家。

(一) 法国立法

法国立法比较特殊，采取刑事与民事立法并举的方式对好撒玛利亚人问题予以规定。《法国刑法典》规定，任何人在不给自己或第三方造成危险且其能够提供救助的情况下故意不救助处于危险中的受害者，可能会被判处 5 年的监禁刑和高达 75 000 欧元的罚款。该条文包括四个要素：①被救助者处于紧迫的危险之中。②潜在的救助者有能力进行救助。③救助不会给潜在救助者或其他人带来危险。④故意不救助。法国关于救助义务的法律规定最显著的特点是惩罚的严厉性，而且此类惩罚通常会被执行。此外，事故受害者还可以对冷漠的旁观者提起民事诉讼。法庭一般根据"若采取合理的救助可能避免的损失"来判定未救助者的民事损害赔偿。然而，这类民事诉讼对于救助者并不公平。受害者遭受的伤害或许是由他自己的粗心、不可抗力或者第三方的不良行为导致的，旁观者的不救助行为与受害者的损失之间没有必然的因果关系。因此，在这种情况下要求救助者对受害人进行民事赔偿是不公平的。

(二)德国立法

德国也发生过与中国的"扶不扶"事件类似的事件,引起了德国社会热议。德国法律中有关于紧急救助的规定。《德国刑法典》规定:在意外事故或公共危险的紧急时刻,有能力实施救助且不给自己带来潜在危险或者不违反其他重要职责的情况下不提供救助者将被处以不超过一年的监禁刑或者罚款。该条文包含三个要件:①救助义务发生在意外事故或公共危险时。②救助者有能力实施救助。③救助不会给自己带来潜在危险或者违反其他重要职责。该条文与法国规定相类似,不同的是惩罚责任比法国轻。

五、《好撒玛利亚人法》的启示

好撒玛利亚人行为和中国的见义勇为行为有一些相似的地方:都是紧急情况下的一种救助行为;都可能具有风险和危险;都具有利他性;结果的双重性。

因此,《好撒玛利亚人法》对我国见义勇为法律的制定可以提供一定的借鉴。我国目前对于见义勇为立法的问题有很多讨论,而且虽然还没有法律和行政法规对此作出规定,但是许多省、直辖市都制定了见义勇为法规。这些法规的内容主要涉及见义勇为行为的确认、奖励以及对见义勇为者的保护等方面。

从这些法规可以看出,我国也认识到了公民在见义勇为中的重要作用,并制定了相关的公共政策来保护和奖励见义勇为者。我们呼吁公民见义勇为,但并没强调在无风险或无危险的情况下才鼓励公民做出此类救助行为,因此容易导致公民盲目地见义勇为，从而给自己和家人带来伤害。虽然我国也制定了相关的公共政策来保护和奖励见义勇为者。但是，一方面，奖励的力度不够，只注重精神奖励，忽视了物质奖励。另一方面，有些公共政策中没有明确的奖励制度，只是规定奖励的力度要根据当地的经济状况而定。

我国在见义勇为中过分地强调了公民的责任，而忽视了政府的职责。固然，公众的见义勇为确实是维护社会治安的一个重要方面。但是，公民与犯罪分子斗争时，通常处于弱势一方，面对手持凶器的歹徒，义勇为者本身也存在风险和危险。因此这里有一个前提，就是公民在没有风险或风险较小以及没有受到伤害的时候，我们才能从道德层面上呼吁其见义勇为。事实上，维护社会的安全和秩序本身就是政府职责之一，因为政府掌握着公共权力。公民见义勇为，是对政府职责的代行，是对政府职责"缺失"的实时、现场"补救"，是对政府职责的有益补充。那么，对于见义勇为者，政府应该给予补偿和激励。因此，一方面我们强调政府应加大维护社会治安的力度，并完善对见义勇为者的补偿和激励机制；另一方面，在没有风险或危险的时候，我们呼吁公民积极作为。这样才能将政府职责与公民从道德出发的自发见义勇为行为有效地结合起来，共同维护社会治安。

第三节　现场救护立法的时代感

社会对现场救护需求是随着城市化、人口老龄化和医学科学技术的发展而增加的。随着我国医疗服务市场的日益扩大和公共安全、公共卫生应急救治体系建设的快速发展，现场救护已成为城市公共安全保障体系和公共卫生应急救治体系的重要组成部分，已成为维护国家和城市公共安全保障的基础之一，是政府关注民生和国家综合实力的重要体现，也是构建和谐社会的重要基础。通过立法来规范和开展现场救护，保障人类生命健康，这是世界发达国家的普遍做法。与一些欧美国家相比，我国在现场救护行为规范和体系建设上，缺乏法律法规保障，目前尚无针对性的现场救护法律法规。所以，需要立法以规范和保护现场救护行为、建立现场救护体系。

一、现场救护快速发展

随着我国社会经济的快速发展，公众健康意识逐步提高，社会民众对现场救护的需求也持续增长。以上海为例，民众现场救护业务量增长率近十年来持续保持在10%以上，对现场救护服务的要求也由过去的救护车"单纯运输型"逐步转向开展紧急医疗救治的院前"急救医疗"与"快速运转"相结合。我国的现场救护系统在近十年取得了飞跃性的发展。

二、急需通过法律完善现场救护的问题

由于相关法律法规制定的滞后，现场救护体系建设中暴露出一些亟待解决的管理问题。比如，接受过规范化培训的第一目击者人数不足；公共场所配备体外自动除颤仪（AED）数量少；现场救护硬件设施等配置不足；急救从业人员数量不足，队伍建设滞后；确保急救"救急原则"的分类救护操作缺乏法律依据；院前急救与院内急诊无缝衔接机制有待完善；政府相关部门的职责有待进一步明确等。这些矛盾已成为制约我国现场救护的快速发展的

原因。

　　分析其原因,这主要是由于缺乏有关现场救护资源配置和系统管理的统一标准和依据造成的。截至目前,针对现场救护的规范性制度较少,仅有法律效力较低的部门规章和地方政府规范性文件,国家现场救护系统的建设与发展及规范管理还没有一部完整的法律或法规,对现场救护行为缺乏统一的管理规定与工作要求,对急救资源的配置没有一个可依据的统一标准。因此,在现场救护被强烈需求、自身发展迅速的同时,现场救护法律法规的适应性不足却日益显现。为规范开展现场救护工作、加快全国现场救护管理及建设与发展,需要进行相关立法。

三、民众法制意识增强

　　现场救护工作具有较强的社会性,涉及社会各个方面。只有全社会对现场救护有了统一的认识,社会各类组织和个人的行为能够得到协调和规范,才能保证现场救护服务的顺利开展。近年来,加强现场救护系统建设,加强现场救护行为规范管理,提高现场救护质量和水平成为社会关注的焦点,现场救护立法已经成为完善医疗服务体系、促进社会稳定和建立和谐社会的一项紧迫任务。湖南省人代表、政协委员和各界群众,不断发出制定现场救护法律法规的呼吁,期待着现场救护法规体系能够早日形成。这种社会氛围为现场救护立法奠定了良好的社会基础。

四、有立法基础

　　《健康中国行动(2019—2030年)》中提出了健康知识普及行动,重点指出公众需要掌握必备的健康技能;需要积极参加急救培训，学会基本急救技能；需要紧急医疗救助时拨打 120 急救电话；发生创伤出血量较多时，立即止血、包扎；对怀疑骨折的伤员不要轻易搬动；遇到呼吸心搏骤停的伤病员，会进行心肺复苏。

《中华人民共和国基本医疗卫生与健康促进法》第二十七条指出：国家建立健全院前急救体系，为急危重症患者提供及时、规范、有效的急救服务。卫生健康主管部门、红十字会等有关部门、组织应当积极开展急救培训，普及急救知识，鼓励医疗卫生人员、经过急救培训的人员积极参与公共场所急救服务。公共场所应当按照规定配备必要的急救设备、设施。《中华人民共和国红十字会法》第十一条指出：红十字会履行下列职责：开展应急救护培训，普及应急救护、防灾避险和卫生健康知识，组织志愿者参与现场救护。以上这些政策性文件为现场救护立法提供了实践基础。

国外以及我国港台地区已有立法，有借鉴对象。经过长期的建设与发展，发达国家和地区普遍建立起了较为完善的现场救护法律体系，对医疗急救服务的目标与内容、机构与人员、筹资、社会支持等方面进行全面的规范。比如，美国从 20 世纪 50 年代起就由专业急救人员进行科学规范的现场救治，1973 年美国国会还通过了《急救医疗服务体系 EMSS 法案》；日本 1963 年颁布的《消防法》规定，急救患者由消防机构负责运送。我国台湾省在 1984 年通过了紧急医疗救护相关的规定，并分别于 1989 年、1991 年、1994 年进行了三次修订，最终明确了紧急医疗工作权责、规范及社会分工合作的内容，这为紧急医疗救治的设施保障、人员管理和行为规范提供了法律保障，从而强有力地推动了台湾地区紧急医疗救治体系的发展。这些成熟有效的立法经验都为我们的相关立法提供了良好的借鉴范本。

我国现场救护起步晚，但发展迅速，社会和民众从中受益匪浅。但法律法规上的空缺，使我国现场救护行业缺乏统一的管理标准、服务行为缺乏规范标准、管理缺乏力度与依据，直接影响了现场救护系统的发展，无法满足社会和民众对应急医疗救治服务日益增长的需求，无法满足我国众多国际性会议、大型活动所需现场救护保障的需要。鉴于此，加快研究和制定现场救护服务法律法规，已成为规范现场救护行为，加快现场救护立法进程，推进现场救护法制化、专业化建设，促进我国现场救护事业健康、有序和快速发展的当务之急。

第三章

现场救护立法的社会责任

第一节　政府责任

一、现场救护体系建设

整合资源，打通关节，形成链条，增强合力，建议由政府层面牵头尽快把公众的现场救护、120 院前急救、医院的院内救治等环节联通，形成一体化的急救链条，建立便捷化的绿色通道，健全常态化的联动机制，发挥长效化的示范作用。县级以上人民政府应当加强对现场救护工作的领导，将现场救护工作纳入国民经济和社会发展计划，以及文明城市建设和政府医疗卫生健康工作的重要内容，加大财政保障力度，推进现场救护基本知识与技能的普及和规范化培训，完善现场救护设施，建立政府主导、部门配合、全民参与、医疗机构实施的现场救护体系。

(一)政策方面

政府层面应高度重视现场救护工作，并从健康中国与全民小康的战略高度给予政策与资金支持，从法律、卫生、教育、科技、文化、舆论等各方面组织和引导全社会广泛参与推进，形成常态、长效的激励机制，提高公益性现场救护培训的系统性和持久性。建议将现场救护培训认证纳入社会公共管控系统，实现现场救护全民接力。相关部门可以制定"第一目击者"配备比例，规定达标期限并将其作为部门规划内容之一，在全国范围内开展不同层级"第一目击者"统一认证考试，相关单位也可在招工时制定针对"第一目击者"的优先政策，培养出更多的全职或兼职的团队和个人，这将是广泛推广"第一目击者"行动计划的重要策略。

(二)法律方面

近年随着《中华人民共和国基本医疗卫生与健康促进法》《中华人民共和国道路运输条例》《中华人民共和国安全生产法》《中华人民共和国家庭教育法》《中华人民共和国建筑法》《物业管理条例》等新法的制定，《中华人民共和国红十字会法》《中华人民共和国义务教育法》等实施办法的出台，相关部门应积极协调争取在各法相关条款中，增加开展现场救护知识与技能宣传培训的内容，为重点领域、高危行业开展现场救护培训提供法律保障支持。同时也需把握今后《中华人民共和国突发事件应对法》《中华人民共和国道路交通安全法》等相关法规修订的机会，争取完善现场救护知识宣传培训的内容和要求。现场救护培训机构应依据相关法律法规、制度来制定培训目标，培训资质受法律约束，培训模式受法律保护，公众的现场急救行为也应受法律约束和保护。2017 年 3 月，《中华人民共和国民法总则》单独规定了"好人法"，救助人不再承担重大过失责任，目的就是鼓励救助人实施救助行为，避免因为救助行为而遭到受助人的讹诈，并从法律法规层面规范体系、设施、培训等条款。医疗卫生救护分为院内救护、院前救护和现场救护。目前，院内救护和院前救护的法律法规较为完善，而现场救护的立法还是空白，《湖南省现场救护条例》（下称《条例》）是全国第一部专门规范现场救护的地方性法规。《条例》的第二条对"现场救护"进行了界定。按照该条规定，现场救护的对象是指在院外发生心脑血管疾病等急危重症，或因交通事故、溺水、中毒等情况而受到意外伤害者；现场救护的前提是患者在医疗区域以外发生急危重症或者受到意外伤害，医疗急救机构尚未赶到现场进行救护。现场救护行为包括三种：第一种是呼叫医疗急救机构；第二种是自愿对患者实施基础性急救；第三种是将患者送往医疗机构救治。为保护救助人的合法权益，着力解决"不敢救"的问题，《条例》也进行了规范。具体包括四个方面：①为解决救助人的后顾之忧，引入商业保险化解风险。救人产生损失由保险公司等承担，为解除人们普遍存在的怕做好事惹火烧身而"不敢救"的顾虑。②明确规定救助人的现场救护行为受法律保护，因自愿实施紧急救助行为造成受助人损害的，救助人不承担民事责任。同时强调，救助人因现场救护产生的财产损失及交通费、误工费等费用依法由保险公司、侵权责任人或者受助人承担。③为倡导见义勇为精神，弘扬社会正气，《条例》与《湖南省见义勇为人员奖励和保护条例》进行衔接，加大对救助人的表彰奖励力度。④对受助人的责任和义务进行了规范，明确规定受助人捏造事实、诬告陷害救助人或者采取非法手段干扰救助人正常生活的,由公安机关依照治安管理处罚法的规定从重处罚,并建议有关单位将违法人员纳入信用黑名单。

(三)科技方面

随着"互联网+"模式、人工智能技术在急诊急救医疗领域的深入发展,一些创新方法包括网络平台、新媒体、移动设备应用(APP),可集科普培训、志愿者服务、紧急呼救、调度系统与现场救护于一体。当伤害事件与急病突发时,伤病患者可通过微信公众号等一键呼救平台启动城市急救调度系统,GPS系统精准定位现场位置、导航指引救护车选择最佳路线、可视系统辅助伤情评估、识别并指导报警者实施CPR,有效缩短呼救至得到有力医疗抢救时间,显著提升院前急救效率与抢救成功率。在平台上实现"第一目击者"培训、志愿者招募与AED定位地图等,提供快速、准确、便捷的院前急救服务等一系列便捷措施有待进一步规范与推广。

(四)文化方面

在普及现场救护培训教育中,应始终贯穿和培养公众勇于施救、互助互爱的急救文化,将急救素养提升至健康中国战略高度。唤醒大众,从全民精神和修养层面提供引导与培育,使公众获得一种精神力量的驱动和支持,让全社会"想救、敢救、能救、会救"。弘扬社会主义的精神文明风尚,友好、互助的社会关系不仅能促进日常的心理、生理健康,也有助于在危急时刻相互扶持,共渡难关。培养公众健康文化,是急救科普最终的成功,也是实现个人和社会的健康人生目标的重要保障。

(五)财政方面

现场救护是政府举办的公益性事业,是公共卫生和公共安全保障体系的重要组成部分,因此政府部门应给予财政投入上的有力保障。从主管部门、医疗机构层面,首先应该给予院前急救岗位高薪。院前急救具有救治对象复杂、救治环境恶劣、工作时间无规律、劳动强度较大、随时面临突发事件以及"单兵种"操作、缺乏上级医师的指导和团队协作的工作特点,而经济待遇水平与医院相比普遍较低,社会地位不高,所以必须提高院前急救医务人员个人待遇。其次,要确立现场救护工作公益性、普惠性的发展方针,探索并建立现场救护培训免费机制,各地应积极试点。可采取先实施免费向全街道社区居民、机关、企事业单位工作人员、在校师生和医疗机构工作人员集体开课培训,再逐步过渡到推行免费上门现场培训。建立"以公共财政支撑为主、多渠道投入相结合"的培训投入体制。

二、现场救护的部门职责

县级以上人民政府应当加强对现场救护工作的领导,将现场救护工作作为卫生健康工作内容,并安排经费用于现场救护宣传教育、培训演练、设备配置等。

(一)卫生健康部门

县级以上人民政府卫生健康行政部门负责本行政区域现场救护管理工作,推进现场救护基本知识与技能的普及,增强全民参与现场救护的意识和能力，其他有关部门和人民团体在各自职责内做好现场救护相关工作。

现场救护培训是教人"救死扶伤""逃生避险"的工作，必须有专业化、标准化的权威教材和教程，同时也要有专业、专门的培训师资和机构，否则就会误人子弟，甚至危及人的生命与健康。培训教材、教程、教案必须满足救护培训的实际需求，特别是网络教学课件、模块和专业、专职的师资急需加强研发和培育。为此，县级以上人民政府和卫生健康行政部门要引起重视，加大投入，组织专业人才自主研发适合现实需求的专业化、标准化的教程、教材、课件等教学用品，大力培育更多的救护培训专职师资和专业机构，研发实用的救护培训产品和日常急救用品。

(二) 其他主管部门

财政部门需要安排经费用于现场救护宣传教育、培训演练、设备配置等。教育部门应当将现场救护知识纳入教育内容。积极开展现场救护培训，普及现场救护知识，让青少年从小就掌握必备的现场救护知识。住房和城乡建设部门应当根据在新建公共场所预留自动体外除颤仪（AED）柜机安装位置的要求，修改和完善本省建筑设计规范。公共场所经营管理部门应当在急救设备安放位置，标示明显标志、操作说明和路标指引，并定期进行检查、维护、保养。禁止损毁、侵占 AED 等急救设备。工业和信息化部门应当推进现代信息技术在现场救护中的应用，建立包含现场救护基本知识与技能培训人员信息、AED 等急救设备配置安装信息、移动终端使用功能的现场救护智能管理平台，实现与"120"急救系统的联通。鼓励、支持开发具有地图检索、导航指引、一键呼救等功能的应用软件，为公众提供及时、便利的急救信息服务。公安交通部门在现场救护过程中应发挥相应职能，如救护车以外的社会车辆运送受助人需要交通疏导的，救助人可以向执勤交警报告，执勤交警应当提供通行方便；受助人及其亲属捏造事实、诬告陷害救助人或者采取非法手段干扰救助人正常生活，违反治安管理的，由公安机关依法给予行政处罚。保险监督管理部门应当鼓励保险公司开发救助人救助保险、救护设施设备损失保险等保险产品，为现场救护提供保险服务。

(三) 社会团体

红十字会、工会、共产主义青年团、妇女联合会、残疾人联合会等团体组织应当依法开展现场救护培训，普及现场救护和卫生健康知识，组织志愿者参与现场救护，形成群众性急救网络，提高培训质量和水平，解决"不会救"的问题。救护培训工作任重而道远，要大力倡导、融合有专业能力、培训条件的相关部门和人员，积极参与现场救护培训工作，发挥各自优势，共同推进急救培训走向基层一线、走进千家万户。要广泛动员、鼓励有社会责任、爱心善举的企业和人士，积极参与社会公益活动，鼎力资助应急救护事业发展，让更多的民众懂得逃生避险、掌握急救技能。

(四) 媒体

广播、电视、报刊、互联网等媒体应当刊播现场救护公益广告，宣传现场救护知识，提高全民参与现场救护的意识和能力，宣传现场救护的基本知识和先进事迹，引导舆论、普及政策。宣传是推动工作开展的重要助力，宣传工作做得好，就可以使工作开展收到事半功倍的效果。现场救护关乎百姓生命安全和健康权益，是衡量一个城市现代化建设和管理水平的重要指标。在全媒体时代，充分利用"报、网、端、微、屏"等各种资源做好宣传工作，让老百姓能了解现场救护、走近现场救护，提供强大的精神动力和舆论支持，从而扩大现场救护工作的社会影响力，并打造良好的行业形象。宣传工作的形式主要有："新闻""教育"和"文艺"。"新闻"是对新近发生的现场救护事实的报道，通过"报、网、端、微、屏"各种媒体资源，实现全媒体传播；"教育"即现场救护知识与技能的普及与培训，人们可以了解并掌握到更多更实用的现场救护知识与技能；"文艺"也是宣传的一种好形式，寓教于乐，动之以情，效果显著。

新闻宣传可作为载体传播现场救护正能量，讲好故事。如在救护车到达之前，通过调度员电话指导患者进行自救互救；如CPR指导取得的成功案例；如现场救护一线的感人事迹或成功案例，要在传统媒体和新媒体上对这些新闻进行大量报道，引起良好的社会反响。新闻都要注意实效性，在第一时间经过领导审核合格后要及时发布。党政工团一方面可以开展形式多样的文化建设活动，提高急救人员的获得感、幸福感、安全感。通过职工年会、各类文体活动，建设有特色的单位文化；另一方面可以开展关爱急救人员行动，如重阳节慰问退休急救职工、六一儿童节慰问急救职工子女、护士节慰问护士等，提高急救人员的凝聚力和向心力。运用全媒体进行及时、全面的宣传。全媒体时代，人人都是宣传员，这有利于获得现场救护一线的重要照片、视频等资料，在第一时间掌握新闻线索、把控舆情。除了用好传统报纸、电视等媒体外，还可以应用微信公众号、网站等新媒体手段，每个公民都要用好自媒体宣传手段，积极宣传正能量。

(五) 乡镇街道和村居委会

乡镇人民政府、街道办事处应当宣传现场救护基本知识，动员辖区内居民参与现场救护以及相关基本知识与技能培训。村(居)民委员会应当协助人民政府及其有关部门和医疗卫生机构做好现场救护的相关工作。参与公共场所现场救护设施规划建设，协调解决现场救护基本知识与技能规范化培训和设施建设中的问题。社区居民委员会和村民委员会应当配合上级政府及其相关部门和医疗卫生机构做好现场救护基本知识与技能宣传培训等相关工作。目前，在推进现场救护培训的工作中，一时难以做到全域覆盖、全民参与、全程管服。为了突出重点、抓住关键、有效推进，基层单位可借鉴城市基层党建的做法，实行网格化管理、组团式服务和融合型发展的体制机制。

三、激励与表彰奖励

公民发现急、危、重症伤病员时可以拨打"120"电话呼救。鼓励具备急救专业技能的公民对急、危、重症伤病员实施紧急现场救护，其紧急现场救护行为受法律保护，不追究有关法律责任。卫生行政主管部门可以根据有关规定给予奖励表彰。为了消除施救人的后顾之忧，在全社会营造积极参与急救的氛围，建议探索由社会组织通过商业保险、奖励的形式，加强对紧急现场救护人员的保护。救助人的现场救护行为受法律保护，因自愿实施紧急救助行为造成受助人损害的，救助人不承担民事责任。为倡导见义勇为精神，弘扬社会正气，《条例》与《湖南省见义勇为人员奖励和保护条例》进行衔接，加大对救助人的表彰奖励力度。对受助人的责任和义务进行规范，明确规定受助人捏造事实、诬告陷害救助人或者采取非法手段干扰救助人正常生活的，由公安机关依照治安管理处罚法的规定从重处罚，并建议有关单位将违法人员纳入信用黑名单。

近年来，由于见义勇为、伸出援手反被讹诈的事情时有发生。为解除公民普遍存在的怕做好事惹火烧身而"不敢救"的顾虑，根据全国人大刚通过的《中华人民共和国民法总则》中关于"见义勇为免责"的立法精神，《条例》明确规定施救者的现场救护行为受法律保护，强调施救者只要无主观恶意，出现救护失败或造成被施救者损害，甚至财产损毁的，均不承担法律责任。

尽管在救助过程中可能会造成再次损害，但是为施救者免责、鼓励施救的规定将挽救更多人的生命。在《条例》中强调和重申"关于施救者现场救护免责"的内容，从现实意义来说，能够引导和鼓励更多的人在他人遇到危难时及时施以援手。如若施救者被起诉，《条例》也作出了规定：因现场救护导致的纠纷和诉讼，法律援助机构应当为施救者提供无偿的法律服务。这既能减轻施救者的经济和心理负担，也是对社会主义道德的一种弘扬。对施救者免责，可以提高社会对见义勇为的认可程度。解决"不敢救"的问题，不仅是为施救者解除后顾之忧，还从法制层面倡导见义勇为精神，加强社会公德建设，大力弘扬社会正气。为挽救他人生命，自愿实施现场救护作出突出贡献的单位、个人，由县级以上人民政府给予表彰奖励。同时，对实施现场应急救护且施救成功的救护员，视情节给予表彰或奖励；被确认为见义勇为的，给予奖励。

第二节 公民义务

一、鼓励参与现场救护行动

人人学急救、急救为人人。我国心源性猝死的总人数约为每年54.4万，在医院以外的发生率约为47%，由于国民普遍缺乏猝死的急救知识和基本技能，心源性猝死的抢救成功率不足1%。在现场的"第一目击者"才是最有可能把握生机、扭转乾坤的人。若每个公民不能把急救技能作为基本技能来掌握，那么现场的伤病员受益的范围将非常有限。为弘扬助人为乐的美德、保护救助人的合法权益，有必要对公民参与现场急救进行鼓励。鼓励经过培训取得合格证书的、具备急救专业技能的"第一目击者"对急、危、重症伤病员实施紧急现场救助。

目前我国有良好急救知识储备的人并不多。发达国家关于急救能力的培训非常普及，法国的急救培训普及率为其总人口的40%，这个数字在德国更是高达80%；在美国，接受过心肺复苏技术培训的人数约占总人口的1/3。而在我国，急救技能普及率百分比仅为个位数。国家心血管病中心的数据显示，我国平均每分钟就有1人死于心源性猝死，而在面对心脏骤停患者时，很多人却不敢救、不会救，以至于白白地失去"黄金"抢救时机，这无疑是值得反思的。

对个人来讲，危险有时是如此之迫近，生命有时是如此之脆弱。我国人口老龄化问题越来越突出，意外伤害、脑卒中、心跳骤停等疾病的发生越来越年轻化。普通民众接受急救技术培训不是一件复杂的事,现有的课程内容只需要 6 ~ 8 个小时就能掌握。建议将急救技术作为部分行业入职的必修课,就像健康体检一样,或者绑定到驾照考试中。全国"两会"上,多位代表委员呼吁推进急救知识普及教育,营造"人人学急救、急救为人人"的良好社会氛围。

二、现场救护条例实施日的意义

为强化公民在突发疾病或者突发意外的"第一现场","第一目击者"在"第一时间"施救的理念,《湖南省现场救护条例》于 2020 年 11 月 1 日正式实施。这个日期充分体现了现场救护三个"一"的重要性,这个日子也被定为"现场救护行动日"。这样设立是为了呼吁重视现场救护知识的普及,让更多的人掌握现场救护的技能技巧,在事发现场挽救生命和降低伤害程度。以"现场救护行动日"为契机,紧抓主题,围绕"'救'在身边"广泛开展主题宣传活动,充分利用宣传栏、电视、报刊、网络、微信等宣传载体,传播现场救护知识与理念,推动红十字会、慈善机构、社会工作服务机构、志愿服务组织等机构的现场救护工作的开展。通过宣传,让广大群众深刻感受"'救'在身边",扎实推进现场救护培训工作深入、规范开展。开展现场救护培训"五进"活动,面向全省群众开展"第一目击者"现场救护知识普及性培训。"现场救护行动日"期间,可通过应急救援逃生演练、救护技能演示、救护知识讲座、防灾避险知识传播等多种形式的培训和宣传工作,积极提高培训质量和效果。精心策划安排,开展现场救护培训、演练及社区宣传等活动。充分利用宣传栏、电视、报刊、网络等宣传载体,围绕主题传播救护知识与理念,积极营造良好的社会氛围。推动现场救护培训工作深入、规范开展，切实提高群众自救互救的能力，促进公益性应急救护培训项目顺利实施，全面打造"第一目击者"现场救护培训品牌。"现场救护行动日"活动期间，建议志愿者走上广场、走进社区、去到学校，采取展示现场救护知识图片、悬挂现场救护宣传横幅、发放现场救护宣传图册、现场手把手示教等方式，开展现场救护知识培训、交通法规条例宣传、交通事故后紧急应对措施学习等。

第四章
现场救护培训

现场救护培训，以培训更多合格的"第一目击者"及考核认证为目标，其重点在于将培训标准化和规范化，以项目作为抓手，从培训急救理念、培训急救内容、培训质量控制、培训师资建设、培训对象范围、培训物资场地等方面进行全面统筹管理，促进现场救护工作高质量和高水平开展。

第一节 培训方式

"第一目击者"与伤病员距离最近，是最短时间内就能接触到伤病者的现场人员。一方面，中国人口众多、地域广阔、救助环境变化多样且医学发展较发达国家晚，另一方面，我国目前大多数在现场的"第一目击者"急救意识淡薄或者不知如何有效地抢救伤病患者，一味等待甚至错误施救，导致大量伤病员错失抢救时机，病情加重甚至丧失了宝贵的生命。因此，应大力普及现场救护的知识概念和重要意义，让普通人群通过规范的救护培训，掌握正确的基本现场救护技术，能够在黄金时间内展开有效的初步现场救护，为专业人员到达后以及送往医院的救治中创造条件，减少伤残的发生。

一、统一培训教材

目前，现场救护培训尚无完全统一的教材，既往现场救护培训常参考或采用 AHA 培训教材和红十字会的辅导教材，以培训专业人员为主，不能完全满足现场救护的需求。为满足现场救护三个"一"的理念，需要有较为权威、通俗易懂且规范标准的现场救护培训教材。

(一)理解"第一目击者"现场救护培训的需求

1. 要求受训者理解现场救护不只是医务人员的职责，成功的急救救治一定程度上依赖于"第一目击者"的现场救护，因此，急救技术应成为"第一目击者"(包括医学人员和非医学人员)应该具备的基本能力。

2. 要求受训者理解突发急性损伤的防治是影响患者生存率的重要因素之一，要尽最大可能挽救患者的生命。

3. 要求受训者理解"第一目击者"在现场救护中的重要作用。了解急救技术与患者预后密切相关，一方面患者救护技术和策略取决于不同的突发急性损伤的类型；另一方面患者救护的需求影响急救技术实施的进程。

(二)掌握或了解"第一目击者"现场救护基本知识

1. 掌握常见突发疾病或突发危机生命事件的救治链组成环节和"第一目击者"现场急救的主要内容。

2. 熟悉"第一目击者"救治的主要原则和现场伤病员急救的国内外进展，以及现代"第一目击者"现场救护保障的重点和难点。

3. 了解突发疾病或病情严重、危及生命的患者现场救护的处置原则和策略。充分理解在现场救护中，"第一目击者"应具备"两种能力"，即现场自救互救能力和组织实施能力。熟悉现场救护综合作业流程，能根据急救现场场景作出患者救护组织实施的决策，能够合理选择和应用患者救护技术，能够按急救要求和患者需求有序地连贯实施"第一现场"的救治。

二、统一培训内容

(一)原则

目前我国现场救护培训没有相应的标准课程，在现场救护培训普及的过程中，培训内容还有待于建立一个统一的标准，做到有标准参照，有规范执行，达到同质化培训的效果。

1. 在现场救护培训时，要考虑相同的课程有不同的受众，按照不同的接收能力、接收方式，深入浅出，因材施教。无论何种学员，都应该掌握心肺复苏术、创伤止血、包扎、固定和搬运等基本急救技术，针对性地进行强化训练。

2. 在培训方式上，以现场培训为主，远程培训为辅；以实践操作训练为主，理论讲授为辅。针对操作性强的急救技能，现场培训可以利用教学模型等进行反复练习，及时纠正学员的错误操作，互动性好，考核客观。

（二）要求

1. 掌握"第一现场"开放伤患者的处置原则和判断现场的安全性，把握现场特殊环境和特殊损伤患者的救护。

2. 掌握心脏骤停患者的识别方法和心肺复苏的指征及操作技巧，包括不同年龄阶段的不同救治手法。熟练掌握胸外心脏按压和口对口人工呼吸技术以及 AED 的操作。

3. 掌握气道异物梗阻患者的识别和处置原则，掌握开放气道手法、气道清理手法、气道异物梗阻判断与急救处置方法的操作要领。

4. 掌握伤口及骨折处置技术，熟练掌握常见伤口包扎、特殊部位伤口保护性包扎、四肢卷式夹板临时制动、颈椎保护等。

5. 掌握常用现场止血技术（如压迫止血、填塞止血等）和止血带的使用等。

6. 掌握紧急搬运技术，如单人搬运、双人搬运和担架搬运等。

7. 掌握其他自救互救技术及器材操作，如烧伤的评估和处置要点、中暑患者的识别和救治、淹溺患者的捞救、电击伤患者的紧急处置、毒蛇咬伤患者的伤口处理等。

三、统一培训课程

（一）"第一目击者"培训

面向公众与志愿者的"第一目击者"培训课程，内容包括成人心肺复苏、胸外按压、口对口人工呼吸、口对面罩人工呼吸、胸外按压与人工呼吸、AED 的使用、评估与呼叫帮助、单人心肺复苏与体外除颤仪的使用、儿童心肺复苏与 AED 的使用、气道异物梗阻的解除、心脏病发作的急救，并根据公众需求进行淹溺、中毒、灾害逃生、常见内科急症、意外伤害、创伤现场的急救等常见急救知识的培训，培训后经考核合格统一发放培训证书。

培训的目标就是实战，公众与志愿者培训以能够正确实施 CPR 和创伤四项操作作为最基本的资质考核要求。急救培训一定要确保培训时间充足。第一轮培训完成后，至少 1 年需要复训，可采用整体的培训方法，培训内容包括胸外心脏按压深度、频率、胸廓完全回弹。通过初步培训、反复的练习和指导，有助于提升培训效果，从而巩固 CPR 急救知识和技能，使其成为合格的"第一目击者"。

考核标准：①达到上述三类教材要求掌握的理论知识；②掌握现场救护的基本操作：如心肺复苏、AED 的使用、气道异物梗阻的急救、止血包扎、固定搬运等。

(二)师资培训

面向"第一目击者"培训的导师课程，内容在公众课程基础上增设人工气道、循环支持、灾难处置与现场管理等理论课程，海姆立克急救法、人工气道与梗阻、出血处理、催吐洗胃、蛇咬伤等操作技能，并融入领导力和团队合作原则的强化培训，从而提升实际抢救水平和能力。包括高级生命支持、授课技能、课程开发设计、公众急救心理研究等，提高其整体素质。先进的急救培训理念更强调安全意识、定位意识、团队精神和志愿精神的培养。

现场救护培训普及工作要想开展得好，其中一个重要的环节就是要保证现场救护师资队伍的质量。现场救护师资队伍的建设是重中之重，既要在广度上提高他们的总体数量，又要在深度上提高他们每个个体的业务能力。师资的培养要结合专业知识、专业技能和授课技巧等方面来进行选拔，从临床一线选拔医护人员参与，通过相应的教学培训后，再投入到现场救护培训工作中去。

四、统一培训学时

"第一目击者"参与现场急救是急救成功率的直接保证，现场急救体系的建设和发展重点在于提高现场急救知识的普及率。西方发达国家公众的现场急救知识普及率及成功率均较高（普及率高达 10% 以上），现场急救工作多由接受过一定培训的公众来承担。美国心脏协会早在 20 世纪 60 年代便开始提倡在公众中普及心肺复苏初级急救技能，20 世纪 70 年代便开始关注"第一目击者"在急救中的重要作用，针对公众（如警察、消防员、司机及其他职业者）开设现场急救知识学习课程，内容包括评估创伤与疾病、保证肺通气、维持大脑供血和控制出血，为患者提供基础生命支持的方法与技能，并通过考核进行资格认证。瑞典有 45% 的公众参加过心脏复苏技能培训，有统一的教材和应急计划手册，所有救援人员必须经过规范化培训才能开展救援工作。英国设立了由志愿者组成的社区急救方案，为居民提供拯救生命的急救直至急救车到达。挪威自 1961 年开始便将心肺复苏及一些现场急救训练纳入了学校必修课程中，院外心脏骤停公众施行心肺复苏率为 70.7%。相关部门应通过对公众提供现场救护知识与技能的培训,增强市民的自我防护意识,普及自救互救和识险避险的知识。这样一来,才能在灾难事故现场,有更多的"第一目击者"能抓住"救命"的黄金时间,给自己和他人创造更多生存的机会,有效地挽救生命、减轻伤残。公众通过8个学时(表4-1)现场初级救护知识和技能的基础培训,能够了解救护的理念和内容、熟悉突发事件和意外伤害的救护原则以及常见急症的救护措施,掌握创伤救护的方法和心肺复苏的操作,提高突发事件、意外灾害和危急情况发生时的应急能力和救护能力。为提高培训效果,"第一目击者"导师课程设置为24个学时(表4-2),通过对现场救护知识和技能理念机制的深入理解,对突发事件和意外伤害的救护原则以及常见急症的救护措施的熟练掌握,掌握和利用一定的教学技能,形成稳定的师资力量,从而培养更多的合格的"第一目击者"。

表4-1 "第一目击者"培训(公众与志愿者)课程设置表

主题	课程名称	课时
基本知识	现代救护理念,"第一时间""第一现场""第一目击者"及生存链的概念	1
	心肺复苏、气道异物梗阻急救法基本理论	0.5
	创伤现场救护四项基本技术:包扎、止血、固定、搬运	0.5
急救技能	成人/儿童心肺复苏实施方法和步骤(CPR)	1.5
	体外自动除颤仪(AED)的使用	0.5
	气道异物梗阻急救方法(成人与儿童)	1
	止血、包扎	2
	骨折固定(前臂骨折、下肢骨折)、搬运	

续表4-1

主题	课程名称	课时
考试考核	操作考核	1
	理论考试	
	颁发"第一目击者"培训合格发证	
		8

表 4-2　"第一目击者"导师培训课程设置表

主题	课程名称	课时
现场救护新理念	现代救护理念，"第一时间""第一现场""第一目击者"及生存链的概念	1
	急诊服务体系与转运：三环理论，急救网络建设与转运方式(组织、设施、范围、技术)	1
	呼救及转运：一键呼救的现场救护体系平台、"第一目击者"公众号和相关 APP	1
基本知识	急症多学科协作与重症早期识别：如何早期识别危重症	1.5
	胸痛与急性冠脉综合征的识别与现场救护措施	
	创伤、出血相关症状的识别与抢救流程	
	突发公共卫生事件与灾难处理：检伤分类与中毒管理	1.5
	不同伤口的紧急处理	
	火灾的现场救护处理流程、烧伤的紧急处理、烫伤的急救处理	

续表4-2

主题	课程名称	课时
基本知识	休克与循环支持：休克的识别与现场救护措施	1.5
	液体复苏与血管活性药物	
	雷击、电击的现场救护处理流程	
	气道管理与呼吸支持：人工气道，辅助通气讲解	1
	淹溺的紧急处理	
	心肺复苏、气道异物梗阻急救法基本理论	1
	创伤现场救护四项基本技术：包扎、止血、固定、搬运	1
急救技能	成人/儿童心肺复苏实施方法和步骤（CPR）及团队配合	2
	体外自动除颤仪（AED）的使用	0.5
	气道异物梗阻急救方法（成人与儿童）	2
	止血、包扎	
	骨折固定（前臂骨折、下肢骨折）、搬运	
	伤员分类和转运	
考试考核	操作考核	1
	理论考试	
	颁发"第一目击者"培训合格发证	
		16

五、培训机构与场地

"全民参与"是提升我国第一目击者现场救护能力与水平的终极策略。在政府政策与资金支持下，充分发挥医疗卫生机构的急救专业技术优势，在各级卫生健康行政部门的认证下，广泛培训急救导师与公众，多渠道开展全面、持续的急救科学普及。

可以以医疗卫生机构建设"急救小屋"为载体开展培训，社区服务中心可以建立兼顾培训和开展救治双重效果的示范"急救小屋"，逐步构建民众急救科学普及网络。示范"急救小屋"的主要功能包括：免费供民众体验急救设备、器材，观看急救宣传片，发放培训手册，学习如何正确拨打120急救电话，并通过模拟情景意外事故、灾难避险中的CPR、创伤救护、AED使用等技能。要求有容纳一定数量学员的固定场地、有一定数量的培训导师、有定期开展急救培训的设施设备与场地条件。做到四定：定时开放、定时布局、定人管理、设备固定。还可为周围民众提供急救服务。

标准化"急救小屋"的具体要求如下（验收表见表4-3）。

1. 培训机构建设"急救小屋"，需要在场地、专业器材和师资上具备一定条件，能满足必须的培训要求。

2. 培训场地要求：有固定的能容纳30～50人的示范教室，教室地面平整，教室内有多媒体教学设施。

3. 器材条件要求："急救小屋"必须具备现场救护基本的培训操作演练器材，如心肺复苏模拟人（成人、婴儿），呼吸面罩和复苏球囊，创伤现场救护用三角巾、绷带、骨折固定夹板、多功能颈托、急救脊柱板，消耗品（纱布、消毒酒精等），AED。

4. 师资要求：建设"急救小屋"的单位必须有具备"第一目击者"导师证的师资人员 20 名以上。

5. 场地布局合理，软硬件配备满足培训需求，可实现理论教学、模拟实际操作练习。

6. 具有培训相关管理制度。包括人员管理、设备管理、课程安排等。

表 4-3 急救小屋建设标准验收表

项目	内容
场地条件	一间至少可容纳 30～50 人的教室
	可供学员跪在地上进行心肺复苏的地面条件
	可用于多媒体教学的相关设备
器材条件	心肺复苏模拟人(成人、婴儿)6 个以上
	呼吸面罩和复苏球囊
	创伤现场救护用三角巾 10～20 条
	骨折固定夹板 1～2 套、多功能颈托 1～2 个、急救脊柱板 1～2 套
	消耗品(纱布、消毒酒精等)每位受训者 1 份
	AED(1 台以上)
师资	培训机构具备考核认证的"第一目击者"导师 20 名以上

第二节 培训对象

据数据统计显示，2015 年，我国急救知识普及率不足 2%。截至 2010 年初，全国培训合格的救护员仅有 1000 万名，尚不足全国人口的 1%，我国在急救知识普及方面与发达国家存在较大的差距。培训对象应以警察、消防员、飞机乘务员、导游、游泳场馆救生员、机动车驾驶员及教练、矿山抢险人员、救护车驾驶员、交通民警、学生、军人、大型场所工作人员、大型交通工具工作人员等为主体，这些群体通常是呼吸心搏骤停发生时现场的第一目击者。在实际培训中，应根据人群知识结构、工作性质及地域等划分来分层次培训。

一、进学校

目前，无论是大学生还是中小学生，在面对心脏骤停、游泳溺水、食物中毒等意外事件时，普遍缺乏处理突发情况的能力，更缺乏急救和防范意识。《湖南省现场救护条例》明确规定：各级各类学校应当将现场救护基本知识与技能纳入教学计划和教师培训计划，为学校广泛普及现场救护基本知识和技能划出了一道"硬杠杠"，以最大限度地防止和减少意外事故带来的伤害。《湖南省现场救护条例》规定："小学、初中、高中（含中职学校）每学期应当开展不少于一课时、高等院校（含高职院校）每学期应当开展不少于两课时的现场救护基本知识与技能教学"。通过分别明确小学、初中、高中或高等院校的课时量，使现场救护基本知识与技能教学"进学校、进课堂、进师生头脑"更具有执行力和操作性,保障其落地落细落实。

二、进机关

机关干部处在各行各业的领导岗位,具有相对丰富的政治资源,对党员机关干部进行现场急救培训,树立现场急救意识,将更加有利于公众现场急救知识的普及和促进现场急救知识普及政策的制定。有研究调查显示,机关干部掌握的现场急救知识的程度比较低,特别是心肺复苏和气道梗阻的知晓率分别只有14.49%和19.37%。现场急救的核心技术心肺复苏和气道梗阻的急救是机关干部最想要学习的急救知识。这说明提高包括机关干部在内的公众急救知识非常紧迫,建立具有实效的急救培训体系势在必行。机关干部学习急救知识的需求很大,有26.77%的人遇到过需要现场急救的场景,并且有超过90%的干部希望了解急救知识并愿意参加急救培训。基于机关干部的急救知识知晓程度低、学习急救知识愿望强烈的现状,进机关单位普及现场急救知识迫在眉睫。与机关合作,举办干部职工现场急救知识和技能培训,特别是与干部培训结合,通过提升领导干部的认知观念带动普通职工扩大宣教影响。

三、进企业

在当前经济高速发展时期,企业的安全与全社会安全息息相关,一丁点松懈和疏于防范都可能酿成大祸。因此,急救科普培训必须与企业的安全生产相结合,例如组织急救专家培训团为企业员工、大型工地安全管理人员和一线作业人员开展事故灾害现场紧急救援知识讲座,安排医疗救援专家为工地提供工伤事故急救绿色通道服务，这些都能极大程度地提升企业的安全防范意识，提高员工自救、救援的能力。

四、进社区

与社区、居委会建立长期合作关系，在社区图书室设立家庭医疗卫生知识专架，在文化站开辟健康宣传专栏；为社区居民开展紧急医疗自救互救常识等现场卫生知识讲座。

五、进农村

农村、乡镇是信息相对落后的地区，更需要大力推广和普及急救知识。在乡村，积极发挥村卫生室等基层医疗机构作用，在乡镇和人口聚集地设立急救知识咨询台，发放宣传材料。

第三节　培训管理

目前，我国现场救护培训普及率较低，合格的"第一目击者"人数少，究其原因，一方面是由于我国人口基数大、分布范围广，很难将所有人集中统一起来，进行规范的、系统的现场救护培训普及；另一方面是由于大众的受教育水平与学习能力各不相同，对群众进行现场救护培训普及具有一定的难度。重要的是，我国现场救护培训管理体系还处于探索阶段，存在着一定程度的问题，如发展速度不一致、起点不平等、体系不健全等，因此，现场救护培训的普及管理及研究颇具挑战。《湖南省现场救护条例》的颁布，为现场救护培训提供了法律保障。

一、政府部门制定相关法律政策

湖南率先出台的《湖南省现场救护条例》(下称《条例》),充分体现了政府对现场救护培训普及工作的重视,《条例》对现场救护培训的参与、对现实生活中施救者的免责条款等进行了详细说明,这样既有利于推进现场救护培训普及工作的开展,也有利于在社会上形成"该出手时就出手"的急救观念,从而最大限度地保障人的生命健康。建议教育部门依法出台相关规章制度,明确一些高危行业必须接受现场救护培训,也可将急救课程编入到中小学基础教育体系中,形成从小树立急救意识、从小掌握急救知识的良好生命观。另外,财政部门应给予一定的资金支持、宣传部门引导主流媒体加强宣传、卫生健康部门培训合格的师资。因此,现场救护培训需要政府协调各部门之间相互配合,各尽其责。在这方面,国外的一些优秀经验值得我们借鉴,比如德国、意大利、瑞士等国家,要求消防员、外勤警察、普通公民等都应该接受一定时长的现场救护培训。另外,《条例》还硬性要求一些特殊行业必须接受现场救护培训,并且只有在取得"救护员"证后,才能接受相应的行业技能培训。各级政府可以将现场救护培训工作纳入"重点民生工程项目",纳入政府绩效考核工作中,将现场救护培训工作列入管理体系,长期开展。

二、培训部门制定相关管理制度

作为培训主体卫生健康行政部门,需要制定标准的培训方案和制度,详细说明现场救护培训的管理人员、培训对象,并在每一年根据制度的规定在一定范围内实施培训。具体的制度如培训制度、会员制度、志愿服务制度、宣传制度、志愿者管理制度等，以此促进现场救护正规化、规范化、制度化、常态化。各单位应鼓励民众投入到急救培训工作中，并保障他们的义务和权力。对工作表现突出的医务人员和志愿者予以表彰奖励。

三、充分发挥公立医院的培训主体作用

公立医院是医疗卫生服务体系的主体，是守护人民群众生命健康的主阵地，有肩负着政府赋予的健康服务使命与责任，也应当成为公众急救培训的主体。且公立医院具有权威性，能够使现场救护培训达到标准化和同质化的效果。公立医院具有医学服务、医学人才培养、医学知识和技术创新、医学文化传承与创新、医学国际交流与合作等五大功能，其中医学服务是基本功能，包括诊疗、预防、康复、保健、安宁疗护和健康教育等。

四、加强现场救护普及宣传

现场救护培训普及不仅仅是单一机构的活动，而是应该形成全社会积极、全面参与的局面。在社会各个阶层，上至政府职员，下到社区百姓，都应该参加现场救护培训，同样的，现场救护培训普及宣传也不仅仅是单一机构的事情，而是要逐步建立和完善社会化的宣传机制，调动社会力量来进行宣传。在开展现场救护培训普及的时候，除了要做好课堂讲解、课上练习、课后回顾以外，还应该开展丰富多彩的现场救护趣味活动，根据不同人群的不同兴趣爱好，科学合理又寓教于乐地设计活动的内容。

在进行现场救护培训普及的时候，通常采用课堂式讲解和实践操作示范的传统模式，但是随着新兴教学模式的兴起，网上课

堂成为各界教师教学的新选择，从长久来看，网上教学将成为主流趋势。以电视、广播、报纸到现在的手机，手机设备、移动网络的高速发展，为大家从手机获得信息提供了极大的便利条件，手机和网络几乎无处不在，它突破了时间和空间的限制，通过手机和网络可以促进对现有现场救护 APP 的推广，做到"一键呼救"APP 与自救手环连接，它可以实现一键式急救，当遇到突发事件或者突然疾病时，点击求救按钮将直接为你拨打急救电话，也可以为你提供在线指导与服务。通过手机和网络，可以在线学习现场救护知识，比如心脏骤停、气道异物梗阻、创伤后需要止血包扎的紧急处置方法。掌上 APP 还可以提供在线测试，可考核大众对现场救护知识的掌握情况。

第五章

现场救护设施

第一节　自动体外除颤仪（AED）

院外心脏骤停（OHCA）一旦发生，情况非常紧急，绝大部分OHCA患者死于当场或送医途中。我国每年有约54.4万人发生心源性猝死。当患者发生心脏骤停时，最佳的抢救时间是心脏骤停后的3 ~5分钟，在1分钟内实施心肺复苏术（CPR），3 ~5分钟内行自动体外除颤仪（AED）除颤，可使心脏骤停患者的存活率达到50% ~70%。而抢救每延迟1分钟，其生存率会降低7% ~10%。所以，尽早对心脏骤停患者进行电除颤，可极大地提高患者的生存率，减少人员伤亡。当前我国公众熟练掌握急救知识和技能的不足1%，如在广州市的所有居民中接受过相关培训的不超过10%；大学生群体对急救相关知识的了解也比较匮乏。而国外合格的"第一目击者"在人群中所占比例可高达30%以上。

一、概述

公众启动除颤(PAD)，是指"第一目击者"面对心脏骤停的患者时，能够在急救医疗服务(EMS)人员到达发病现场前主动应用 AED 对 OHCA 患者进行除颤，从而提高 OHCA 患者的生存率。在国外许多国家早已开展 PAD 项目，此项目的实施，为突发心脏骤停患者的抢救赢得了机会。美国最早开展了 PAD 项目，同时完善了关于急救的立法。美国各个地区均要求在学校、健身房、游泳池等公共场所配置 AED。部分地区要求中小学生接受急救知识相关的培训，当前美国的 AED 设施在商场、体育馆、学校、公园、机场等公共场所随处可见。美国心脏协会（AHA）推荐 PAD 可以在下列情况中进行：①依据 OHCA 的发生率，预计有可能需要使用 AED(每年中每千人里面出现 1 人会发生心搏骤停)；②从"第一目击者"电话求助急救医疗系统至除颤的时间超过 5 分钟；③通过培训可以使"第一目击者"在 5 分钟内实现识别心搏骤停、拨打急救电话、开始 CPR 及操作 AED 等。

当前，在国外已有美国、日本及一些欧洲国家实行了 PAD 项目，且有相关的规范流程及指南指导对院外心脏骤停患者施行 PAD。而国内 AED 投放、PAD 项目的发展存在起步晚、极不平衡、不规范等情况。近几年来，国内除部分大型城市(如北京、上海、杭州、海口等)投放了少量 AED 外，其他城市均仍处于原始阶段。2006 年北京首都机场开始配备 AED，但很少有人能在突发情况下主动使用。2014 年杭州在公共场所配置了 AED，也几乎无人使用。目前我国公众在发生紧急情况时，仅仅知道拨打 120，然后就地等待医务人员到来进行救治，并不清楚如何进行

"第一目击者"需知晓的相关救治，故常常耽误了最佳救治时机。公众没有接受过"第一目击者"的有关培训，即便现场有 AED，公众也不知道怎样使用 AED 进行救助。AED 的配置与投放也存在许多问题，如对 AED 投放不够重视，存在数量不足、分布不均匀、群众不会使用、无相关的操作标准等问题。因此加强急救应急体系建设，推动 PAD 项目的实施，对于挽救公众生命具有重要意义。

传播急救知识和加强现场救护设施建设同样重要。我国人口众多，文化水平参差不齐，公众对于急救知识的了解极度匮乏。"第一目击者"面对呼吸心跳骤停的患者，需要熟练掌握心肺复苏术。当有人晕倒，"第一目击者"应对现场环境、自身救助能力、自我保护能力及客观救助条件进行评估，确认现场无危险后方可进入。确认患者呼吸心跳骤停后，需呼叫救援及周围人群的帮助，并组织人寻找 AED；而后再对其进行心肺复苏。当获取了 AED 时，可根据 AED 机器上的提示步骤，逐步、快速完成安装及除颤。除颤后可再次进行心肺复苏，直至患者呼吸、循环恢复，或救援人员到达。

二、AED 投放

(一) 投放数量

各地主管单位在公共场所投放 AED，可依据区域人口及急救需求等因素，按照"每十万人配置 100～200 台 AED"的原则，统一规划投放 AED 数量。与美国、日本、欧洲等国家相比，我国的公共场所急救基础设施建设相对落后。AED 的投放数量极少、覆盖范围小,分布极不均匀。因此,各地政府主管部门应当适当增加财政投入,或募集公共资金,与 AED 厂商协作,以"每十万人配置 100～200 台 AED"为标准,根据不同地区的情况,拟定所在地区 AED 数量。同时结合各个单位和个人捐赠 AED,向心脏骤停发生概率较高、人口密度高的区域投放 AED。提升 AED 配置和使用频率,确保能够覆盖绝大部分人群,在紧急情况下公众能快速地获取 AED 并使用。

(二) 投放区域的条件

1. 近 5 年内发生过院外心脏骤停,存在 OHCA 的高危人群或产生心血管意外概率高的区域。

2. 对于 50 岁以上人口所占比例大或存在高危人群、OHCA发生率较高的地区或者白天存在不少于 250 名 50 岁以上中老年人的地区需要安放 AED。

3. 固定有不少于 3 000 人的区域,如学校、部队、工厂等,或每日有不少于 3 000 人以上出入的区域需要投放 AED。

4. 在学校、交通工具(客机、高铁、汽车、地铁)、医疗机构、体育场馆、百货商场、影剧院、游乐场等人口密度大的场所及高危人群家庭配置 AED。

(1)学校:①所有中学、大学在 5 年内有使用 AED 急性电除颤的急救记录或者专业的急救人员难以在 5 分钟内到达该学校并参与救治,此类情况均需配备 AED。②在学校举办各种大型活动期间,需要进行 PAD 教育,并配置至少一台 AED,且至少有 2 名熟练掌握 CRP 和 AED 的人员在场,保证学生、老师以及其他人员参与各项活动时的生命安全。

（2）交通工具：公共交通工具上投放 AED 时，工作人员需经过 CPR 和 AED 的培训，知晓如何行 CPR 和 AED，从而保证能在第一时间抢救病患。①高铁和火车、客机、长途公共汽车等快速交通工具上应投放 AED。由于火车、飞机、长途汽车上人口密度大，突发事件多，常需到站后才能送医，故在车上或飞机上时常有寻找医生的情况出现，当专业人员到达时由于缺少急救设备而难以进行相关的救治，故配备 AED 后能减少患者生命财产损失。②出租车、网约车、公共汽车能在全城移动，且分布范围广，常常出现在人口密度大的区域，配置 AED 后可成为移动 AED 站。当突发情况发生时，配有 AED 的车辆可快速到达现场，可以在120 救援人员到达现场前进行救治，从而缩短院外心脏骤停患者从发病至获救的时间，尽早进行施救。③在突发事件中，由于警察、消防员常常在接到报告后可早于 120 急救人员到达现场处置，故警车、消防车上面也需要配备 AED，有利于缩短患者的抢救时间。④可将 AED 与无人机结合，形成空中移动 AED，移动AED 与无人机 AED 在信息网络指导下，实现三维立体 AED 配置网。通过施救者手机定位功能，快速获取第一目击者的位置及其周围最近 AED 地理位置分布信息，实现无人机搭载 AED 快速运输，缩短急救反应时间，提高急救效率。

（3）医疗机构：①医院内由于病患人数较多，是心脏骤停的高风险区域，故对于平均每日有上百名患者进出的候诊大厅、门诊和检验科、放射科、超声科等辅助科室应配置 AED 设备。②医院内其他办公区域，如后勤办公楼、食堂、广场等同样也需放置AED。③社区卫生服务中心、服务站、乡镇卫生院等基层卫生服务区域均应配置 AED。④干休所、养老院等相关老年机构为院外心脏骤停的高风险区域同样需要安置 AED。

（4）其他人口密集的公共场所：①各种风景游览区、文化古迹观光区、森林和地质主题公园及其他观光旅游性质地区应配置 AED；平均每日入住客房数超过 250 间的酒店等旅宿场所，至少配置 1 台 AED。②在健身房、体育俱乐部等体育运动场地，以及举办极限运动如马拉松等场地均需配置 AED。③高铁站、地铁站、机场、长途汽车站、百货商场、影剧院、游乐场等均需配置 AED。有发生过心脏骤停或有心脏骤停高风险成员的家庭有条件者可配备 AED。

（三）投放的原则

单位或各个地区及人员密集的公共场所根据自身情况投放 AED 时，可以按照第一目击者能够在 5 分钟之内获得 AED 并返回现场进行救治为原则进行投放；或按人口密集的区域能在直线距离 100 m 范围内有 1 台 AED 的原则进行投放。

三、AED 的安装

（一）放置要求

在公共场所配置 AED 时，应该保证 AED 及其周围区域清洁和干燥；应设置在位置明显和便于取用、便于管理的地点；户外设置的 AED 防雷应符合 GB 50057 要求；接地应符合 GB 50169 要求；不可在放置有麻醉剂、汽油等易燃或易爆物品的环境中使用 AED，以防止发生火灾或爆炸；宜设置在能实现通电、通网的地点；并定时、定人维护，确保 AED 设备的安全和使用。

AED 是在发生心脏骤停时使用的急救设备，应放置在机柜或箱体内，避免人为损坏，同时需配置安全箱、报警、监控等装置；放置时箱体需满足任何人随时可以打开并获取，以免延误抢救。放置时需在该地区的示意图上明显标明所处位置，在各个出入口处放置醒目的 AED 指示牌；机柜上需注明仅在紧急情况下才能启动 AED；同时在附近的电子屏上循环播放宣传急救知识，机柜周围以图片、书籍等方式宣传急救知识。

依据现场情况，AED 可安装于便于取用的墙上或屋檐下，但要避免 AED 壁柜等物体影响人行道、走廊、通道或过道的正常通行，应避免对公众场所出行方式造成不利影响，不应阻碍消防、逃生等应急通道，不得占压盲道、井盖等；同时整体高度应不超过 1.8m，尽可能保证 AED 拿取的方便性和快捷性。小型号的箱体置于各类服务台、工作站、及酒店、医务室等处；大型号的箱体落地放置于走廊、大厅靠墙一侧，或放置于服务台、工作站、急救点一侧，位置醒目，以不影响人员通行为宜，同时宜配备急救包、急救书籍和宣传册；AED 可放置在自动售卖机、便利店及 ATM 机等长时间开放的场所。户外设置的 AED，其机柜或箱体应符合 GB/T 19183 的要求；运输工具如安装 AED，应满足相应的行业标准。可固定安装于公园、景区、公交站点、地铁站点出入口、主要城市道路交叉口适当位置，以不影响人员通行和不破坏环境美观为宜。

(二) 安装条件

在安装 AED 时，可根据 AED 使用频率、所在区域人流量及各种特定的场所、在 OHCA 高发的风险区域，有区别地配备个人防护装备及不同的其他抢救设备。使参与抢救的"第一目击者"在佩戴防护装备后，减少他们担心感染传染性疾病的顾虑，从而能在一定程度上使他们能全身心地参与到抢救之中。可配置如下防护用品：简易面罩、护目镜、手套、快速消毒液、纱布等；在人流量大的区域，可配置哨子、荧光棒、照明灯等。这些用具可帮助指挥人群，引导急救人员快速、准确地赶到事发地。

(三)安装地点

1. 公共游乐场所：医疗站点、服务台、消防栓处。

2. 学校：体育馆、校医室、保安室、礼堂、食堂、阶梯教室。

3. 酒店：大堂、游泳池、健身房、会议室、娱乐中心、监控室、医务室、消防栓处。

4. 办公楼、工厂：前台、层楼入口、保安监控室、医疗点、消防栓处。

5. 其他：机场、地铁站、高铁站、火车站等大厅问讯处、监控室、售票处、医务站、安检(检票口)旁。社区：保安室、单元入口、消防栓处。

(四)AED 的管理

虽然 AED 在紧急时刻能起到救命的作用，但它同时也存在价格高、售后管理及运营维护困难等问题。一台普通的 AED 价格在 1~4 万元之间，且不包括后期的运营及维护成本。公共场所大范围安装 AED 时，资金来源主要依靠政府，但仅仅通过政府的作用仍然不够，可鼓励企业、个人捐赠，也可以鼓励各个单位根据自身情况配置 AED。

　　目前国内公共场所安装了 AED 的城市，AED 的管理维护人员多为兼职，并无固定人员，对于 AED 的主动管理并无强制要求，这些是其本职工作以外的部分，因此缺少主动性。为确保所有的 AED 在紧急关头可以随取即用，在设置 AED 的区域应配备管理员。AED 的管理与维护责任主体涉及牵头的机构、投放地所在机构、供货商、各种部门、公益组织以及群众。AED 的采购及管理员需要掌握所有 AED 设备的实时状态。需要定期检查电池电量、电极片是否有效、设备是否在原始位置、设备是否良好状态、耗材是否过期，以维持机器正常运作，并进行定期的检查和记录，根据损耗情况及时补充。安装 AED 的区域需要安装摄像头，便于监督、管理 AED 的使用及维护，防止 AED 被盗。AED 设备可提供各种无线传输方式，并可支持远程智能化管控系统。AED 智能化管控系统的应用，可了解传统 AED 设备的实时状态，是否需要更换耗材、设备的使用情况以及 AED 的管理状态等诸多问题。通过远程智能管控系统，对各区域的 AED 设备进行全面管控，可实时了解 AED 的备用状态，确保设备处于正常状态，解决了通常情况下对 AED 的位置不了解、实时状态未知、耗材更换不及时、使用情况不知情、位置信息不明确、维护成本高以及防止盗窃等一系列管理问题。在发生心脏骤停事件时，"第一目击者"可通过网上 AED 相关的 APP、微信等软件，快速了解附近的 AED 分布位置，使用手机蓝牙打开箱体，微信扫描二维码打开箱体，从而快速地获得 AED，并带到事发地点参与急救。或者，"第一目击者"也可发出呼救，由附近收到呼救的人员查找附近的 AED，并带到急救地点。

　　人工管理也可以与智能化管理系统相结合，从而发挥优势互补。智能化管控可以迅速发现在各个位点的 AED 设备是否处于正常状态，若出现设备异常，智能化管控系统可及时发现，并通知技术人员进行检修或补充物资，极大地缩短了设备故障上报和及时维护的时间。实时监测 AED 设备状态，可减少人工检查维修次数和时间，大幅度节省人力和物力资源。智能化管控系统通过多接口涵盖各个品牌 AED，同时可以评估各个地区的 AED 使用情况，为政府部门提供后期卫生急救政策提供数据支持。

建立 AED 网络和系统，对 AED 的投放、管理实行网络准入、注册、进行统一管理，同时在各大常用软件中建立 AED 分布地图。通过互联网可最大程度地加快急救信息的传输，极大地提高了传统紧急救援信息系统的时效性，减少了等待救援的时间。通过微信 AED 小程序、APP、AED 地图，能让群众在第一时间内获得准确的 AED 位置。通过 AED 网络系统，对各个区域投放的 AED 设备进行统一管理，将 AED 网络系统和各地区的急救系统结合一起，当人民群众拨打 120 时，120 急救中心指挥人员可通过电话指导救护，并可调度最近的 AED 管理员或急救人员携带 AED 赶往事发地进行紧急救治。或者通过携带 AED 的出租车、网约车、警车等随呼叫自动向患者汇聚，参与救治。

第二节　车辆配置(包括急救网络)

院前急救包括现场救护和急救转运，它是指患者发病后，在院外时由医护人员或"第一目击者"进行的以监护、维持生命为主的医疗急救和快速转运，是现代急救医疗服务体系中极为重要的一部分。院前急救不仅要对患者的病情进行正确的初步处理，还需要合理、迅速和准确的转运，对患者的病情和预后有着极为重要的影响，甚至会影响患者的生命。院前急救对患者进行正确的处置，可以为院内的抢救争取到最宝贵的时间与条件。随着医学的蓬勃发展，我国院内医疗服务水平和医学研究成果呈现跨越式发展，设备与技术已接近发达国家水平。但流程管理及院前急救一直是整个急救医疗服务体系的短板，与发达国家相比还存在不小的差距。近年来，国内的专家学者逐步认识到了院前急救的重要性。

一、概述

救护车作为院前急救主要设备之一，是急救环节的重中之重，承担着繁重的急救任务，尤其在各种急慢性疾病、抢险救灾、反恐、处置突发公共卫生事件中的作用更是明显。救护车随行的医护人员应在事发现场开展及时有效的基本救护，达到"挽救生命、减轻伤残"的目的。

随着我国医疗事业的快速发展，各医疗卫生单位数量逐年增加，对于救护车的性能、要求及数量的需求也逐年增长。我国早在 1994 年就发布了《医疗机构基本标准（试行）》文件，文件规定：城市每 5 万人需要配备一辆救护车，但到目前为止绝大多数地区仍无法达到这一指标，这与当前社会经济的增长速度、城市化进程快速向前推进以及社会人口快速老龄化不匹配，供需矛盾逐年加大。我国未来救护车的性能配置、数量要求仍然存在巨大缺口，与发达国家和地区相比，仍然存在不小差距。

二、国外救护车现状及发展趋势

(一) 现状

根据相关资料显示,法国、意大利的救护车标准配置为 2.5 万人/辆,而德国则为 1 万人/辆。当前在全球使用的救护模式主要有英美模式和欧洲模式,欧洲模式以德法模式为代表。英美模式主要为救护员承担现场救护的主要工作,德法模式的院前急救模式现场救护的工作主要是以医生、护士以及紧急医学救援体系内职业的医务人员为主。英美模式的救护车虽然有国家标准,但各个救护车配置现场救治医疗设备比较少,他们需要将患者快速转运至各个附近的医院进行进一步救治。而德法模式中救护车的医疗设备配置相当齐全,且现场救护人员为专业的医务人员,故能在现场进行各种抢救和治疗工作,这种工作相当于医院内急诊室的工作,这对现场救护的急救人员有着较高的要求。

法国救护车内部的设计比较实用,方便医务人员进行各种类型的急救操作。德国和北欧各国的救护车的设计相对人性化,医疗舱的设计非常合理,适合多种仪器的使用。德国的急救调度中心可以根据现场情况调度急救站中配备了不同装备的救护车前往现场进行抢救,必要的时候可以申请调动其他救援力量,如空中部队、海上救护艇以及其他地区的急救力量进行进一步的联合救治,保障人民群众的生命财产安全。德国大力发展院前急救力量,不断更新院前急救的装备水平,从而能在最短的时间内使患者得到有效的救治。

美国的院前急救倡导急救人员在有防护装备的条件下实施急

救，他们更加注重急救人员的安全，故参与院前急救的人员需要配置防护装备参与患者的救治工作。同时需要知晓在不同的环境下选择合适的个人防护装备，全面了解各种类型防护装备的构造、功能和用途，定期检查和维修防护装备，以备随时使用，保障急救人员在救援期间免于遭受损伤，美国救护车常有专门的区域放置患者现场急救装备。急救箱和心肺复苏按压仪是美国救护车辆必备的装备。

(二)发展趋势

1. 以患者为中心，方便抢救患者的同时充分考虑安全舒适性和救护车内部布局的科学性。

2. 救护车设计与当前的汽车技术发展水平保持同一步调，从而确保了救护车技术的先进性和可靠性。

3. 在装备救护车时，选择救护车上的材料配置有先进的工艺性和环保性。

4. 救护车电路系统需要满足各种类型的急救设备能不间断供电，同时避免漏电，保证患者的生命安全。

5. 发达国家的救护车的使用期限一般为6~8年，所以车型较先进。

三、国内救护车情况

随着卫生事业不断向前发展，我国的卫生急救服务体系也得到了长足发展。救护车作为处于一线的应急抢救、转运各种类型危重症患者的重要工具，承载着生命的希望。随着国家、各省市政府和各级卫生医疗单位对医疗设备的投入逐步加大，加上对不同病情患者的现场抢救处理、转运要求有着不一样的需求，进一步促进了各种类型救护车的全面发展。救护车专业化的细分、医疗设备配置专业化是救护车发展的趋势，这符合人们对卫生服务的需求，并将赋予救护车新的活力。

（一）救护车的要求

经过多年的实践，我国于 1975 年制定并公布了第 1 个国家救护车专业标准 WS 2～188—1975，根据时代的要求，经过进一步的发展，国家救护车专业标准不断完善，至今已连续修改了数次。最新的国家标准 QC/ T457—2002 对救护车作出了明确的定义，即救护车是用来进行抢救和运送伤患者的专用车辆，其标准适用各种类型的救护车。原国家卫生部 2008 年在借鉴欧盟救护车标准的基础上，公布了全新的救护车标准（WS/T 292—2008）。

1. 国家制定的标准中明确指出：救护车从 0 km/h 加速至 100 km/h 的时间不能大于 25 s；配备防电磁干扰措施，保证医疗设备正常工作。

2. 规定车身应有标注国家统一的医疗急救车标致"生命之星"，必须贴有反光彩带等。这是为了让汽车司机通过反光镜看到救护车的位置，从而第一时间让行，为生命让出通道。

（二）救护车的种类

依据国家颁发的 WS/T 292～2008 标准，救护车根据用途可以分为四种，分别是 A 型（转运救护车）、B 型（移动监护单元）、C 型（防护型移动监护单元）和 D 型（特殊用途型）。国家标准还制定了全车、医疗舱、医疗救护设施存放、电气设备配置等方面的要求。这也是车企在生产制造救护车时最直接的参考依据和基本要求。国家标准中的救护车要求除外车身设计、汽车的性能和医疗救护设施配置有所不同外，各种类型的救护车用途也各有不同。医疗舱内的设备应安装在特定位置，B 型和 C 型救护车中气道管理和通气设备设施需要安装在急救人员座位伸手可及的位置，以便急救人员随时进行进一步的抢救，保障患者的生命安全。

从中华人民共和国成立至 21 世纪初，因各地区经济发展水平不平衡，文化背景不同和医疗技术水平差距较大，全国各省市、地区的院前急救救护车配置标准不同。发达地区的救护车配置条件较高，部分还配置了监护仪、除颤仪、呼吸机等高级急救设备，能够满足各种危重病患者院前抢救及转运需要；而另外一些经济水平相对落后的地区，他们所配置的救护车上很多仅配有担架和急救箱，仅仅能对一些轻症的患者进行初步的急救处理，而进一步的抢救措施需要转运至医院后才能进行。故全国各地出现了救护车非统一的分类现象。由于危急重症患者在所有院前抢救及转运过程中所占比例并不是很高，故要求每辆救护车均按照危急重症患者的转运要求来配置设备，财政上会出现巨大的困难，且每个地区医疗救治水平不均衡，按照危急重症的要求配置会造成极大的浪费。所以，明确救护车类型及其相应配置，可以使各地区的各个医疗机构在救护车采购时可以根据本地的实际情况配置不同类型的救护车，以满足当地紧急医疗救援的需要。救护车的种类具体区分如下。

1. 普通型（A 型）：为基础处理、观察和转运轻症患者而设计和装备的救护车。转运救护车是指拥有普通的急救设备及药品，可用于转运病情相对稳定、暂时不会出现生命危险的患者至医院，能对现场或转运过来的患者进行救治的救护车，在转运途中允许进行一些简单的医疗救治，如输液、吸氧、止血、包扎等。目前院前出现的危重患者的比例不高，大部分院前救护仍然以转运患者为主，故各种类型的救护车以 A 型救护车为主。

2. 抢救监护型(移动监护单元)(B 型)：为救治、监护和转运危重患者而设计和配置的救护车。急救救护车是指拥有急救复苏抢救装备及必备药品，能对现场或运送过来的伤病人员进行抢救的救护车。

3. 防护监护型(C 型)：救治、监护和转运传染患者装备的救护车。

4. 特殊用途型(D 型)：为特殊用途设计和装备的救护车。如急救指挥车：具有现场指挥功能的救护车，用于大型灾害、事故现场的指挥工作。卫生防疫救护车：拥有卫生防疫专业急救设备，能对现场疫情进行紧急处理的救护车。血液运送救护车：拥有运送血液专业设备，能按照有关要求为医疗卫生机构运送血液的救护车。

各种类型的救护车是根据国家公布的相关标准分别制定车身尺寸、性能以及配置相关的设备，故每种类型的救护车之间的功能、作用有着很大的不同。除特殊用途类型的救护车外，其他类型的救护车都需要配置患者搬运设备，肢体固定、脊柱固定设备，供氧、呼吸设备，诊断设备，循环设备，抢救生命设备，绷带包扎和护理设备，个人防护设备，援救和防护材料，通讯器材和成套器械包。而每种类型的救护车只是在装备配置细分和装备数量上有部分不同。例如运输型救护车的医疗柜配备的是一个简易的边柜，高度在 80 cm 左右。监护型救护车医疗柜是一整排的药品、器械储物柜，并且有吊柜。

四、救护车的装备配置

（一）A 型救护车

A 型救护车具备可急救和护理的基本专业设备：

1. 患者的搬运设备，如上车担架、铲式担架、软担架等。

2. 需配备夹板和颈托等肢体和脊柱的固定装备。

3. 供氧/呼吸设备：便携式氧气如氧气袋或氧气瓶，以及最少两个 10 L 固定氧气量，配有可调节氧流量；适合各年龄组的带面罩复苏器和口咽通气道，带有氧气接口的口对口人工呼吸面罩，便携式吸引器。

4. 诊断设备：血压计、血糖仪、体温计、手电照明设备、听诊器。

5. 循环设备：注射器和输液器、输液支架。

6. 绷带包扎和护理设备：伤口处理材料、呕吐袋、尖型医疗用品容器、一次性无菌性手套。

7. 成套器械包：产包、导尿包、清创包、医疗垃圾桶（袋）。

8. 通讯器材：卫星定位系统、驾驶员与医疗舱之间的内部通讯、无线通讯设备。

9. 救援和防护设备：清洁和消毒材料、座椅安全切割器、警示三角板或灯、照明灯、灭火器等。

10. 个人防护设备：基本防护服，带明显反光线条的上装、安全防护手套、安全鞋等。

以上几种装备可以称得上是救护车的基本配置，而 B 型和 C 型这两种救护车上的装备，大多数情况下是在 A 型救护车的基础上进行下一步的配置，形成较高级别的车辆。在大多数情况下患者的病情较轻微，A 型救护车使用频率高；但在特定的条件下，仍然需要配置一些更轻便的救护车，例如由于道路拥堵原因，在长期拥堵的区域，可配置部分摩托型救护车。摩托型救护车可携带部分装备，在道路拥堵时，快速到达现场进行应急处理，同时等待救护车的后续到进行进一步的转运处理。A 型救护车常常用于生命体征稳定、暂时不会出现突发情况患者的转运；但对于生命体征不稳定或具有传染性疾病的患者，A 型救护车的功能就显得捉襟见肘，此时需要 B 型及 C 型救护车。

(二)B 型救护车

B 型救护车具备院前急救应用的基础治疗和监护设备，能够对危重患者进行抢救及转运。此类救护车中间的各种先进的医疗设备比 A 型救护车更多，除了配置 A 型救护车的相关设备外，多数救护车还配置了加压输液装置、负压吸引装置、胸腔减压设备、远程传输系统、转运呼吸机、除颤仪、监护仪、湿化器、氧气终端、便携式彩超等相关设备，部分车型还配置了消毒系统。此类救护车可通过监护仪采集患者的生理参数，将各类参数如心电、血压、血氧、脉率、呼吸、体温等通过无线通信方式，将患者的生理数据发送到院内急救中心，为后续院内的进一步治疗提供帮助。对于危重型患者，可以在救护车内进行紧急的气管插管、呼吸支持、循环支持及监测生命体征，能为进一步转移至有条件的医院争取时间。

(三)C 型救护车

C 型救护车具备院前重症监护应用的高级治疗和监护设备。此类救护车主要为负压救护车。负压救护车的作用在于转运具有传染性疾病的患者。此类救护车发挥做的之处在于它增加的设备。负压救护车在 B 型救护车基础上增加了呼吸道传染病转运系统设备和适当的清洁消毒材料。负压救护车的负压隔离仓具有防腐、隔离、通风、耐菌的特点，在医疗舱内能够造成医疗舱内低压，让空气只能从外部进入，医疗舱内部的空气则通过排风装置及联接的高效过滤消毒器过滤，清洁消毒后再排放到外界，可以有效地减少病原微生物从救护车内向外界环境的扩散、污染，造成进一步传播。在救治和转运传染病等特殊疾病患者时可以在最大程度上减少医务人员交叉感染的机会，能够减少患者从救护车转到医院的过程中其他人员被感染的风险。正因为如此，在此次新冠肺炎疫情期间，负压救护车发挥了极大的作用，避免了患者在转运途中造成进一步的传播。

此外，负压监护型救护车搭配的医疗设备也非常精良，配备了进口自动上车担架、除颤仪、监护仪、呼吸机、心电图机、输液泵、注射泵、吸引器等设备，安装了紫外线消毒灯、中心供氧接口，有的车型还可放置 ECMO 设备。对于基本的清创缝合手术和心肺复苏等抢救措施都可以在此类救护车上进行，而这些救护措施在普通的救护车上难以实现。

(四)特殊车型救护车

1. 最基本的车型品种：一般属于轻型商用车的轻型客车。

这一类车辆长度为 4.8～5.8 米，车高为 2.2～2.6 米，在医疗操作空间和车辆通过灵活性方面取得比较好平衡。同时，轻型客车类的救护车采用的是乘用车标准体系，具有更高的可靠性和机动性，因此是救护车市场中使用最广泛的一类。

2. 卡车型救护车：这类救护车是在卡车底盘进行改装的，空间大，车厢从功能上分为前后两部分。前部分是用于装备各种医疗物资，包括药品、充气帐篷、医疗器械、折叠病床等；后部分是手术舱，舱内有医疗器械和药品，床头装有呼吸器、监护仪、除颤仪、吸引器等设备，舱顶安装无影灯，配备有洗手池，同时搭载有两套供电系统，可做外科手术，可配置帐篷，具有独立舱体的特性。此类车型一般用于突发的公共卫生事件、群伤事件的救援，在大型会议、体育赛事或集会时，可在现场作为医疗保障车辆。

3. 越野型救护车：这类救护车专门用于特殊路况，主要使用在矿山、沙漠、林区等高强度的越野路况，尤其在战地领域有更多应用，属于非道路专用车辆。此类救护车能够适应各种复杂的道路环境，部分车辆配置有涉水喉装置，能够提高涉水的深度。能在最大程度下挽救野外工作人员的生命，降低病死率和致残率，提高治愈率和保障率。不过国内越野型救护车相对较少，并不为城市救护所用。

4. 客厢式救护车：按照救护车配置标准改造的大中型客车也是救护车中间的一种，但由于大中型客车所改造的救护车车身尺寸较大，在城市内及郊区的通行能力明显受限，故很少使用此类救护车。由于造价高昂，此类救护车性价比低于同长度级别的卡车，因此使用程度不高，故非常罕见。

5. 救护摩托车：随着城市化进程的加快，交通拥挤、城市人口增加对院前急救任务的快速进行造成了巨大的挑战，面对复杂的道路环境，可以通过救护摩托车实行紧急的医疗救助。面对着拥堵的街道，狭窄的路口，由于急救摩托车具有车身小巧、速度快的特点，救护摩托车通常能够首先到达救护现场，紧急救治伤员，做前期处理。救护摩托车是减少应急服务任务响应时间的有效救援车辆。每辆救护摩托车上需配备掌上电脑，用于与急救调度中心联系，接收各种指令，例如：求救地点、最佳行驶路线、伤者情况等信息。全车需要进行统一的配置救护车图案，可配有警灯和警笛，能使公众在第一时间知晓此为救护摩托车。救护摩托车两旁可安装容纳箱，放置急救用医疗器械以及药物。急救箱内装有必备的急救设备，如：除颤仪、简易呼吸器、吸引器、气管插管、氧气瓶、急救用药物等。如果情况不严重，派出摩托救护车能大大缩短应急时间。有的地区还配备了紧急运输血液制品的急救摩托车，为快速运输提供方便。

(五) 救护直升机

救护直升机在当今社会中发挥着巨大的作用，国外各发达国家对救护直升机的研究时间长，救护直升机装备的研发较为深入，航空医疗救援条件日趋成熟，救护体系已趋于完善。而我国航空救援起步较晚，目前全国各地的大型卫生医疗组织、应急救援组织等均在努力发展、推广救护直升机。救护直升机在各种类型的紧急救援中能够以最快的速度转运伤员、医护人员、药品及医疗器械，起到了救护车辆无法比拟的快速运送与早期治疗的作用，为救援争取了足够的时间。

1. 特点：医疗救护直升机具有速度快、飞行高度较低、机动性强等优点，很少受气候条件影响，可在草原、沙漠地区进行紧急救护，甚至救护直升机还可在山区进行空中悬停实施紧急救援。当道路出现车祸、道路塌方导致道路出现严重的交通堵塞时，救护直升机可以发挥其特点，无视道路堵塞，快速发挥作用。与普通直升机不同的是救护直升机机舱内部配备了目前最先进齐全符合航空要求的医疗设备，机舱内部宽敞，整个机舱相当于一个小型重症监护室。急救人员可在救护直升机上对患者进行紧急的医疗救护，通过各种监护、除颤仪、呼吸机、急救用物等，在最大程度上维持患者的生命体征平稳；救护直升机甚至还可时实现其他重要的紧急医疗救护，例如药物、血浆运输、移植器官的快速转运等。我国的医疗救护直升机通常兼顾多种抢险救援任务，如在玉树地震以及汶川地震中发挥了重要作用，而在平时非紧急的大型灾害救援中，医疗直升机常规医疗救援尚处于起步阶段，并未建立完善的航空医疗救护体系。我国直升机应急救护医疗服务在今后有着巨大的发展空间，待航空救援体系进一步完善以后，我国的应急医疗救护体系一定能得到长足的发展。

2. 配置：从国外救护直升机上配备的器材与药品看，救护直升机上配置的一般分为机上固定式与携带式两种器材和药物。如：①各种监护仪器，监测患者的生命体征。②各种类型的治疗仪器，如人工呼吸器(呼吸球囊、呼吸机)、除颤仪、注射泵、输液和注射装置，可移动式担架。③各种保护畅通用的器材，如面罩、气管插管、牙托、吸痰管、喉镜、环甲膜穿刺用具等。④静脉输液的各种用具，如：留置针、输液输血装置、三通阀等。⑤其他器材，如：导尿管及贮尿袋、消毒液、纱布、绷带、注射器等用具。⑥各种应急抢救的药物，如：林格溶液、肾上腺素、多巴胺、硫酸阿托品、盐酸利多卡因、安定药物等。

五、急救网络建设情况

我国幅员辽阔，人口众多，常常发生突发的意外伤害，所以我国的急救体系的建设不仅仅在于急救调度上，而是需要将院前急救、120调度及突发事件紧急救援综合进行建设，以解决信息了解不及时、网络信息不通畅、报告不及时、信息分散不能共享等问题。

可采用先进的互联网云计算、大数据、智能硬件等相关技术，实现快速到现、迅速反应、业务联动的智能化多领域协同管理。数据采集技术、移动互联网等方面的技术在突发事件紧急医学救援方面的应用越来越广泛。一般情况下，每辆救护车上均需配置卫星定位系统。定位系统可以确定救护车位置，了解救护车前方路况，指导救护车以最快的速度到达指定位置，定时将救护车位置信息通过无线网络发送到急救中心，实时报告救护车的位置。我们可以通过建设移动急救工作站、随车配备移动式平板电脑，使院前急救人员在接诊到患者后建立120急救电子医疗文书，通过软件系统连接救护车上的各种重要的急救医疗设备，如监护仪、心电图机、呼吸机等，采集监护上的生命体征(如血压、心率、血氧饱和度等)和呼吸机参数等重要数据，使急救人员能随时了解患者生命体征情况。也可以在医疗舱内安装摄像头，让急救中心的人员能更加直观的了解患者目前的状态。通过采用4G/5G网络技术、高清视频图像传输技术以及远程视频监控技术等，可以实现对现场进行视频远程监控。通过平板电脑内的软件系统，将救护车上的监护仪、呼吸机参数、定位系统及摄像头信息，通过一定的方式组合到一起，发送至急救中心。后方的急救中心可根据情况，同时结合生命体征数据和 120 电子病历数据的实时共享，实现院内院外的远程会诊支持，在患者抵达医院之前进行初步的评估，保证患者的生命安全。

急救网络的建设应注重急救信息网络的建设与升级。急救装备的现代化是院前急救系统改革的重要内容，院前院内的信息畅通是急救成功的保证，完善的急救装备直接关系到急救的水平与质量。现场急救时，救护车是集成了成套现场急救装备的最主要的运载工具，目前而言，全国各地救护车的数量仍然短缺，各地区的部分救护车超期服役，救护车上急救设备极度落后，甚至缺少急救设备，车辆防护能力较差，限制了现场救护工作的进行，在一定程度上会延误患者的急救时间和急救效率。急救网络的建设可把有线、无线电话等通讯方式和卫星定位系统、4G/5G 网络、人工智能等有机整合，形成功能强大的急救信息网络，从而不仅可以实现急救中心与现场救护人员和院内医务人员的即时联系，同时也可以实现急救中心与公安、消防等政府部门的即时联系，发挥最有效的急救力量，形成高效的急救网络，确保院前急救有序、高效运行，保证人民群众的生命安全。

第六章

现场救护行为

第一节　现场施救的原则与步骤

一、现场救护原则

施救者("第一目击者")对伤病患者的救护原则必须十分明确和清楚。现场急救总的原则是采取及时有效的急救措施和技术，最大限度地减少伤病员的疾苦，降低致残率，减少死亡率，为医院抢救打好基础。

(一)安全第一

救护现场环境多样，可能存在仍产生伤害的因素，在进行现场救护时，造成意外的原因可能会对参与救护人产生危险，所以，首先应确保自身安全，尽可能地佩带个人防护用品如使用呼吸面罩或呼吸膜或纱布等实施人工呼吸、戴上医用手套、眼罩、口罩等个人防护用品。

（二）先抢后救

对于在现场环境存在危险，可能再次发生事故或引发其他事故的现场，要先将伤员脱离危险区再实施救护，如失火可能引起爆炸的现场，应先抢后救，抢中有救。

（三）先救命后治伤

遇有心跳呼吸骤停又有创伤者，应首先使用心肺复苏技术，待心跳呼吸恢复后，再遵循骨折固定的原则。对大出血、呼吸异常、脉搏细弱或心跳停止、神志不清的伤病员，应立即采取急救措施，挽救生命。如果有昏迷的伤病员，应注意维持其呼吸道通畅。伤口处理的原则为：应先止血，后包扎，再固定，并尽快妥善地转送医院。

（四）先重后轻

在群发事件中，有多个伤病员时，应优先抢救病情危重者，后抢救较轻的伤病员。在事故的抢救工作中不要因忙乱而受到干扰，也不要被轻伤员的喊叫所迷惑，使危重伤员落在最后抢救，切记：一定要本着先救命后治伤的总原则。

（五）急救与呼救并重

当伤病突发时，在实施急救之前，应当拨打120急救电话，并陈述清楚简要的情况。当现场有成批伤病员、又有多人在现场的情况下，应通知相关应急行政主管部门，及时启动政府应急机制。

(六)先止血后包扎固定和搬运

当出血时，首先立即用加压，采用填塞、止血带或药物等方法止血，有条件者可用清水冲洗消毒伤口后再进行包扎。优先包扎头部、胸部、腹部伤口以保护内脏，再包扎四肢伤口；先固定颈部、脊柱，再固定四肢。最后搬运。

(七)先处置后转送

对病情严重者，其黄金救命时间只有几分钟、十几分钟，如果先送后救就会耽误抢救时机，使不应该死亡者丧失了性命。因此对情况严重者要先救后送。在送伤病员去医院的途中，不要停止抢救措施，继续观察病情变化，尽量少颠簸，注意保暖，平安到达目的地。

(八)先分类再运送

在有多个伤病者时，不管伤轻伤重，哪怕是大出血、严重撕裂伤、内脏损伤、颅脑损伤伤者，如果未经检伤和任何医疗急救处置就急送医院，后果十分严重。因此，必须坚持先进行伤情分类，把伤员集中到标志相同的救护区再根据情况决定是否运送，因为有的伤员需等待伤势稳定后方能运送。

(九)充分利用人力物力

此时此刻，一切以"挽救生命，减少伤残"为第一目的，用人时，只要其能出力就好，不问其职业和学历；用物时，只要有救护的功用就好，不问其是何产品。如木棍、树枝、雨伞等都能作为骨折时固定的用具。

二、现场救护的步骤

施救者("第一目击者")及所有救护人员都应牢记：现场对生命垂危的伤患者抢救生命的首要目的是"救命"。

(一)现场评估

1. 特别强调对环境安全的评估，注意环境会不会对施救者、患者或旁观者造成伤害，决不要在危险环境下贸然施救。

2. 判断引起事故的原因，估计受伤人数，判断是否有生命危险。

3. 判断现场可以应用的资源(人力和物力)及需要何种支援，采取的救护行动。

4. 数秒钟内完成，寻求医疗帮助。

5. 初步识别伤情、病情，清除伤病员身上有碍急救的物品，如头盔、衣服等。

(二)判断意识

在现场，需首先处理威胁生命的情况，检查患者的意识，方法常为轻拍患者的肩部，同时在患者耳边大声呼唤"喂！您怎么啦?"，婴儿可拍击其足底或掐捏上臂。如患者对呼唤及拍打无反应，婴儿不能哭泣，可初步判断其无意识。

(三)立即呼救

当判断伤患者意识丧失时，应该求助他人，在原地高声呼救：“快来人！救命啊！”并拨打 120 急救电话。如现场还有他人，可请他人帮助打 120 急救电话或轮换对伤患者实施救护。

(四) 判断呼吸与脉搏

在 5～10 秒钟内快速扫视患者胸廓有无起伏，同时触摸脉搏，并观察其面色。成人及儿童可触摸颈动脉，婴儿触摸肱动脉。如胸廓无起伏、脉搏无搏动、面色苍白、嘴唇发紫说明呼吸、心跳停止，应立即心肺复苏 (详见本书“现场心肺复苏”相关内容)。

(五) 救护体位

1. 对于意识不清者，取仰卧位或侧卧位，俯卧者翻转为仰卧位 (心肺复苏体位) 放在坚硬的平面上。

2. 若伤病员没有意识，但有呼吸和循环，为了防止窒息，应让伤病员采用侧卧体位。

3. 体位应稳定，并易于将患者翻转至其他体位；保持便于观察和畅通的气道体位。

4. 选择救护体位时不要随意移动，不要用力拖、拉患者，不要搬动和摇动已确定有头颈部外伤者。为有颈部外伤者翻身时，施救者应保持患者头颈部与身体在同一轴线翻转，并做好头颈部的固定。

5. 头部外伤者，则采用水平仰卧，头部稍稍抬高；如患者面色发红，可取头高脚低位；面色苍白者，则取头低脚高位。

6. 腹部外伤可见伤口时，伤口若是纵向的，伤者应平直仰卧，双脚用褥垫或衣物稍微垫高；伤口若是横向的，伤者仰卧后，膝部弯曲,头和肩部垫高。这两种体位有助于伤口闭合。

(六)循环支持

胸外按压能人工维持心跳停止后的血液循环,当判断患者已无脉搏搏动,或在危急情况下不能判明心跳是否停止,脉搏也摸不清时,不要反复检查耽误时间,要在现场立即进行胸外心脏按压。新的国际心肺复苏新指南将非医务人员评估循环体征的方法简化为判断有无意识和呼吸,如果患者没有意识和呼吸,或仅进行很不正常的呼吸,应立即给予胸外心脏按压。

(七)打开气道

患者存在意识障碍或呼吸心跳停止后,全身肌肉松弛,口腔内的舌肌也松弛后坠,加上口腔内的分泌物、血块和异物等可能会阻塞呼吸道。应采用开放气道的方法,使阻塞呼吸道的舌根上提,使呼吸道保持畅通。用最短的时间先将患者衣领口、领带、围巾等解开,带上手套或用手绢包缠手指,用手指迅速清除患者口鼻内的污泥、土块、痰、呕吐物等异物,以利于呼吸道畅通。再将气道打开。

(八)呼吸支持

人工呼吸能为呼吸停止的伤病员提供氧气,在现场胸外快速心脏按压 30 次后,再行人工呼吸 2 次。人工呼吸可酌情采用口对口、口对鼻、口对口鼻、口对呼吸面罩等方法进行救护。

(九)止血

要注意检查患者有无严重出血的伤口,如有出血,还要立即采取紧急止血措施,避免因大出血造成休克甚至死亡。

(十)局部检查

首先要处理危及生命的全身症状,然后,再处理局部。要按照头部、颈部、胸部、腹部、背部、骨盆、四肢等顺序进行检查,检查外伤出血的部位和程度、骨折部位和程度、有无脏器脱出、渗血、皮肤感觉丧失等。

第二节　现场心肺复苏

心肺复苏(CPR)是指在呼吸心搏骤停时,采用人工方法维持患者的血液循环及呼吸,力保器官和组织,特别是心脑功能运转,促使患者心、肺功能恢复正常,从而挽救患者生命,并尽可能地减少伤残。

一、现场评估

(一)评估环境

确定环境对患者和施救者来说是否安全,避开塌楼、火灾、毒气、电击等危险现场。强调安全第一,不主张冒险救人。

(二)快速识别

1. 施救者跪于患者一侧；双膝与双肩同宽、与患者距离约一拳宽。

2. 判断意识，对于成人患者可用双手拍打其双肩，呼唤患者，左右耳各 2 次；对于婴儿可拍击其足底或掐捏上臂。如患者对呼唤及拍打无反应，婴儿不能哭泣，可初步判断其已无意识。

3. 呼救援助，表明自己的施救身份，指定专人通知 120、请会急救的人协助，大声指定一人寻找并获取 AED。

4. 对于意识不清者，取仰卧位或侧卧位，或翻转为仰卧位(心肺复苏体位)放在坚硬的平面上。

5. 迅速判断患者是否心跳呼吸停止，在 5～10 秒钟内同时观察其胸廓前壁有无呼吸运动、面部和嘴唇颜色和触摸颈动脉有无搏动。

(三)检查脉搏的方法

1. 成人及儿童：用食指及中指，施救者食指和中指指尖触及伤病员气管正中部(相当于喉结的部位)旁开两指，至胸锁乳突肌前缘凹陷处。

2. 婴儿(1 岁以内)：用食指及中指，在上臂中央内侧检查肱动脉。

(四)紧急处置

1. 如果发现患者无呼吸、面色苍白、嘴唇发绀、无动脉搏动，则提示其心跳呼吸停止，应立即开始心肺复苏。新的国际心肺复苏新指南将非医务人员评估循环体征的方法简化为判断有无意识和呼吸，如果患者没有意识和呼吸，或仅进行很不正常的呼吸即可判断为心跳呼吸停止。

2. 如果现场只有一名施救者，该施救者应先拨打120急救电话并取来AED(如果有条件的话)并对患者实施CPR。

3. 如果现场只有一名施救者，在救助儿童或溺水者时，施救者应先行5个循环的CPR(每个循环CPR包含30次胸外按压和2次人工呼吸)，然后再去拨打120急救电话(注意先后顺序)。

4. 若是婴儿脉博少于每分钟60次，且血液循环系统有恶化症状者也应立即实施心肺复苏。

二、胸外按压(C)

(一)患者体位

取去枕仰卧位，解开上衣，置于硬质平面上，理顺身体。

(二)按压部位

胸部中央线下1/2处，可根据胸骨上窝与剑突(俗称心窝)连线下1/2或两个乳头连线的中点来定位。

(三)按压动作

双手掌根重叠，十指相扣，双臂绷紧垂直压在按压部位，身体稍前倾，以髋关节为支点，双肩发力垂直向下用力，借助上半身的重力快速用力按压，注意不要采用冲击式按压。手掌不离开胸壁。

1. 按压后保证胸骨完全回弹。

2. 按压深度：5~6 cm。

3. 按压频率；100~120 次/分钟。

4. 下压与放松的时间比为 1:1。

5. 儿童可用单手按压，婴儿用中指和无名指按压。

6. 按压时观察面色。

7. 尽量不间断地一直胸外按压，只要心脏没有恢复自己跳动，就一直按压直至 30 分钟以上，只有三种情况下不得不中断按压：①开放气道，人工呼吸时；②判断心跳呼吸是否恢复，中断按压不要超过 10 秒钟；③换人施救时，中断按压不要超过 10 秒钟。

三、开放气道（A）

患者意识丧失，喉部肌肉松弛，舌头后坠阻塞气道，此时一定要开放气道使气道畅通。

（一）清理口腔

观察呼吸道有否分泌物、异物，用单指清理口腔内异物，包括脱落的活动义齿。

（二）打开气道

常采用仰头抬颏法或仰头抬颈法开放气道。

1. 仰头举颏法：一手置于患者前额，手掌向后下方压，使头后仰，另一手食、中指在靠近颏部的下颌骨下方，将颏部向前抬起；用拇指使患者口张开。

2. 仰头抬颈法：一手置患者前额，手掌向后下方压，使头向后仰，另一手在患者颈后抬起颈部使其头后仰，无颈部外伤可用此法。

3. 双手抬颌法：怀疑有颈椎受伤时用先将颈部固定在正常位置，并同时用双手的手指放在伤病者下颌骨角的后方，将整个下颌向前(上)推高。

四、人工呼吸（B）

（一）口对口通气

在患者口上覆盖纱布，手捏紧患者鼻孔，正常吸气后口唇包住患者的口平缓向患者口中吹气，确保患者胸廓起伏，一次吹气完毕后，松开捏鼻的手，离开患者的口 1 秒，接着进行第二次吹气。

（二）口对面罩通气

以鼻作参照，将面罩封住患者的口鼻，用靠患者头顶的手，将食指和拇指压在面罩的上部分，另一只手的拇指压在面罩的下部分，其余手指放下颌骨缘，并提起下颌开放气道，正常吸气后通过面罩平缓向患者口中吹气，确保患者胸廓起伏，一次吹气完毕后，松开面罩 1 秒，接着进行第二次吹气。

（三）注意事项

1. 人工呼吸时：①正常吸气后平缓向患者口中吹气持续 1 秒，不得过深、过快和过长，防止过度通气。②对于不会或有顾虑不想做人工呼吸时可以不做人工呼吸，只单纯做胸外按压。③现场有 AED 时(D)：优先使用 AED，随到随用，使用 AED 以后马上从胸外按压开始心肺复苏。

2. CPR 循环时：①胸外按压与人工呼吸比：30∶2 为一个循环。②每 5 个循环(约 2 分钟)评估 1 次判断呼吸，意识、脉搏和面色是否恢复。③抢救过程中，中断胸外按压的时间(如评估、开放气道、人工呼吸和换人施救等)不应超过 10 秒。④双人施救时，一人在患者一侧按压，另一人在患者另一侧进行人工呼吸，在评估的同时，双人可交换操作以缓解施救者的疲劳。⑤婴儿、小儿双人复苏时胸外按压∶通气=15∶2，每 10 个循环(约 2 分钟)评估 1 次。

3. 再评估时：施行 5 个 CPR 循环后(时间约为 2 分钟)或 AED 每次自动分析不建议除颤时，按照前面介绍的方法观察意识、面色、呼吸和脉搏，评估生命征象，评估时间不可超过 10 秒。①没有呼吸脉搏，继续心肺复苏 CPR，直至医护人员到场为止。②有脉搏，没有呼吸，继续人工呼吸。③有呼吸脉搏，没有意识，检查身体，摆成复苏体位。④有呼吸脉搏，有意识，检查身体。

4. 结束时：判断呼吸，意识、脉搏和面色，如有恢复提示复苏成功，整理患者衣服等人文关怀，取复苏体位(图 6-1)，进行进一步救治。如无恢复迹象则应一直施救直至 30 分钟以上，如下情况时可结束施救：①救护人已筋疲力尽，无法再进行有效的施救；②医生已确定患者死亡；③环境危及施救者的安全。

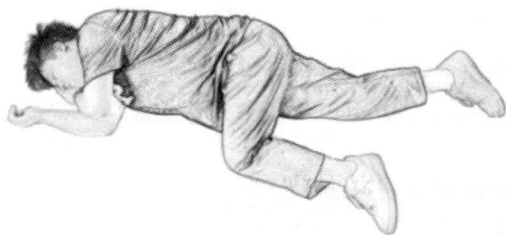

图 6-1　复苏体位

五、AED

AED 即自动体外心脏除颤仪（automated external defibrillator），是一种便携式、易于操作，稍加培训即能熟练使用，是专为心脏骤停现场急救设计的急救设备。它可以自动分析心律，发现除颤性心律（室颤或无脉性室速）后给予电击除颤。从某种意义上讲，AED 不仅仅是种急救设备，更是一种急救新观念，一种由现场目击者最早进行有效急救的观念。它有别于传统除颤器，可以经内置电脑分析和确定发病者是否需要进行电除颤。在除颤过程中，AED 的语音提示和屏幕显示使操作更为简便易行。自动体外除颤器对多数人来说，只需接受几小时的培训便能操作。

（一）AED 的重要性

早期电除颤对于心脏骤停的救治至关重要。

1. 80%～90%的突发性心搏呼吸骤停的初始心率失常都是

室颤。

2. 除颤是室颤的唯一治疗方法。

3. 室颤一旦发生，每延误一分钟，除颤成功率下降 10%。

4. 及时使用 AED 可以将心肺复苏的成功率提高 2~3 倍。

（二）AED 的使用方法

在第一个施救者（以下简称 A）已开始徒手心肺复苏时，由第二施救者（以下简称 B）从附近取来 AED，只要 AED 一到达马上开始除颤，一般由 B 负责实施一次除颤。

1. A 一边徒手心肺复苏、一边下达指令："立即除颤"，B 回"是"。

2. B 上场直接跪到 A 对侧，将 AED 放在自己同侧，患者头边。

3. B 首先打开 AED 电源开关后按照 AED 语音提示逐步操作。

4. 擦拭胸前皮肤→粘贴电极片位置正确（右锁骨中点下和左乳头外）。

5. 压牢两张电极片、贴片中间无缝隙→插入电极导线插头，AED 自动分析心电。

6. 分析心电时，B 第一次喊叫所有人离开，A 暂停按压。

7. 分析后 AED 自动报告"建议除颤"或"不建议除颤"。

8. "建议除颤"模式下 AED 自动充电，充电期间 B 接手胸外按压，A 移位跪至患者头顶部准备人工呼吸。

9. 充电完毕时 B 再次喊叫离开，巡视四周方才按下放电键。

10. B 完成除颤后，由 B 即刻从胸外按压开始 CPR，A 配合做人工呼吸。

11. 如果 AED 报告"不建议除颤"可能患者已复苏成功也可能复苏仍未成功因此，A 要立即用 5～10 秒评估呼吸和脉搏，如果没成功由 B 即刻从胸外按压开始 CPR，A 配合做人工呼吸。

12. AED 第一次工作后无论是除颤或不除颤，不可关机或移除 AED、因为 AED 保持自动监测状态，每两分钟会自动报结果提示除颤或不除颤，此时按提示重复上述流程。

13. B 负责除颤的全过程。

14. 如果 AED 报告"不建议除颤"，A 评估有呼吸和脉搏即心肺复苏成功则可撤除 AED。

第三节　气道异物梗阻的解除

一、气道异物梗阻概念

呼吸道如有异物阻塞，会导致气流受阻，从而出现一系列临床症状，如肌肉痉挛、咳嗽不止，有时甚至危及生命。受阻原因：液体、异物、食物、呕吐物、假牙等物因误入气管而堵塞，由此引发一系列临床症状。

必须说明的是，日常生活中提到的"喉咙被卡"，虽然有些是呼吸道异物阻塞，但很多情况下却是食道异物梗阻，如经常发生的因鱼刺、鸡骨造成的食道梗阻。切记！食道异物梗阻不能按气道异物梗阻的排除方法进行施救。

二、气道异物梗阻的现场表现

1. 不完全梗阻：有喷嚏、咳嗽现象；呼吸急促、困难；咳嗽困难；说话困难；用手指指着喉咙却说不出话来；手指抓紧喉咙。

2. 完全梗阻：唇边变为紫蓝色；不能说话；不能呼吸；不能咳嗽；失去知觉。

三、梗阻排除方法

(一) 1 岁以上清醒者

1. 直接询问是否气道被哽，而不要问"怎么了?"，因为患者此时可能不能说话。

2. 鼓励继续咳嗽，争取将异物咳出。

3. 若患者出现严重症状（如无声咳嗽、喘鸣等）：

(1)尝试拍打后背：站在患者身体侧面，一手托住其胸部，帮助患者尽量弯腰，用力在患者的两块肩胛骨之间拍打 5 次。

(2)若无法清除阻塞物，应立即施行海姆立克急救法(又称腹部挤压法)。

4. 腹部挤压法（海姆立克急救法）

(1)施救者站在患者身后，一条腿向前插进患者两腿之间，并使患者两腿分开，施救者以另一条腿后蹬的姿势站稳，这是为了确保患者突然昏倒时能坐在施救者的前腿上，而不会直接落倒在地；

(2)让患者身体弯腰前倾，一手握拳并以虎口面放在患者肚脐与剑突之间的上腹部，拇指朝内上，另一手放在拳头上并紧握；

（3）施救者双手反复作快速往内、往上压迫的动作，直到患者将异物吐出或救护员接手，或患者丧失意识。

(二)1 岁以下婴儿

1. 让婴儿取俯卧位，用施救者的前臂托住婴儿的胸部及腹部，用手稳握婴儿下巴，使其脸朝下。

2. 用另一掌跟连续拍击婴儿的肩胛骨中间 5 次（力度要比成人轻），见图 6-2(A)所示。

3. 如果不成功，将婴儿翻转身，用前臂托住他的后背，在胸部(乳头连线以下一指宽处)施以 5 次快速压胸(朝内朝上)，见图 6-2(B)所示。

4. 重复拍背及压胸直至堵塞物清除或患者丧失意识。

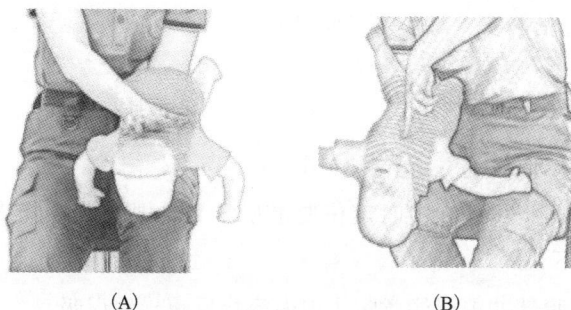

(A)　　　　　　　　(B)

图 6-2　婴儿气道异物急救

四、气道异物梗阻急救的注意事项

(一)伤病员肥胖或是孕妇

施救者站在伤病员身后,将拳头放在其胸骨下半部,用另一只手放在这拳头上,施以快速向内推压(压胸法)。

(二)患者丧失意识

1. 将伤病员平躺于地上。

2. 评估其呼吸、脉搏,若无呼吸和脉搏立刻实施心肺复苏,如果无呼吸、有脉搏则立即采取下一步措施。

3. 检查口腔,用食指把明显的异物清除。

4. 骑跨在患者大腿上或在患者两边,双手两掌重叠置于患者脐上剑突(俗称心窝)下,用掌根向前、下方冲击反复施压,每2分钟评估一次,如果无呼吸和脉搏立刻实施心肺复苏。

(三)急救要求

1. 尽快识别气道异物梗阻。

2. 实施腹部冲击时定位要准确,不要把手放在胸骨剑突上或肋缘下。

3. 腹部冲击要注意防止胃内容物反流导致误吸。

4. 切勿盲目地用手指去清除口腔异物。

5. 即使异物排出,也要及时去医院检查有无并发症。

6. 上述方法不能用于食道异物的现场紧急处理,也不能用于溺水患者的现场紧急处理。

第四节 创伤现场救治技术

一、现场止血技术

出血是创伤的突出表现,因此,止血是创伤现场救护的基本任务,有效地止血能减少出血,维持有效血容量,防止休克发生。现场止血的目的:减少出血、维持血容量、防止休克、挽救生命、缓解伤者的不稳定情绪。止血技术的8字顺序:压住、包住、塞住、捆住。

(一)出血量的判断及危险性

1. 出血量<5%(200 ~ 400 mL),可自行代偿。

2. 出血量>20%(800 ~ 1000 mL),面色苍白、心慌、肢凉,出现休克。

3. 出血量>40%(2000 mL 以上),有生命危险。

(二)现场止血用材料

常用的材料有无菌敷料、粘贴创口贴、气囊止血带、表带式止血带、绷带,就地取材的有毛巾、三角巾布料、丝袜、衣服等。禁止或慎用电线、铁丝、绳子等替代止血带。

(三)加压包扎止血法

加压包扎止血法常用于头部、四肢小动脉、小静脉的出血及大面积毛细血管渗血,可用消毒纱布或干净的手帕、毛巾、衣物等敷于伤口上,然后用三角巾或绷带加压包扎。压力以能止住血而又不影响伤肢的血液循环为宜。若伤处有骨折时,必须另加夹板固定。

(四)加压屈肢止血法

加压屈肢止血法用于前臂出血时,在肘窝部加垫、屈肘;用于上臂出血时,在腋窝内加垫,上臂紧靠胸壁;用于小腿出血时,在腘窝加垫,屈膝;用于膝或大腿出血时,在大腿根部加垫,屈髋,然后用三角巾或绷带将位置固定。但是如果有骨折、怀疑骨折或关节损伤的肢体时,不能使用加压屈肢止血法,以免引起骨折错位和剧痛。使用该法时要经常注意肢体远端的血运循环,如血液完全被阻断,每隔45~60分钟缓慢松开固定带3分钟,防止肢体坏死。

(五)填塞止血法

填塞止血法常用于颈部、臀部或其他部位较大而深的伤口,出血多,组织损伤严重的应急现场救治,尽量用大块消毒或干净纱布或地布料等填塞伤口后,再用加压包扎法包扎。一般不塞胸腔、腹腔、盆腔伤。此法的缺点是填塞不充分时则止血难以彻底,易出现纱布被遗忘的情况,进而增加感染机会。

(六)止血带止血法

1. 适用于四肢大血管破裂大出血。由于本方法是通过阻断肢体的血流的方式来止血,同时会使正常机体组织的血液供应中断从而导致组织损伤,甚至坏死,所以本方法不能作为首选的止血方法，只有在其他止血法无效、出血量大的时候选用。

2. 常用的止血带有布制止血带、橡皮止血带、卡式止血带和气性止血带4类。后者在现场救护时很少使用，旋压式止血带是新近应用的止血带。

3. 止血带必须扎在伤口的近心端，肘关节以下的伤口，应将止血带扎在上臂上1/3处，不能扎在上臂的中1/3处，因该处神经走行贴近肱骨，膝关节以下伤口应将止血带扎在大腿中下1/3交界处。上止血带之前应抬高患肢2~3分钟，以增加静脉回心血流量。大多数情况下能采用的方法为橡皮止血带和布制止血带止血。

4. 具体操作方法

（1）布制止血带：将三角巾或布料折成5~8 cm的布带绕伤肢一圈，打个活结；取一根小棒（筷子、笔杆、木杆等）穿在布带圈内，提起小棒拉紧，将小棒纽转绞紧，将绞棒一端插入活结环内，最后拉紧活结固定绞棒，使止血带压力稳定（图6-4）。

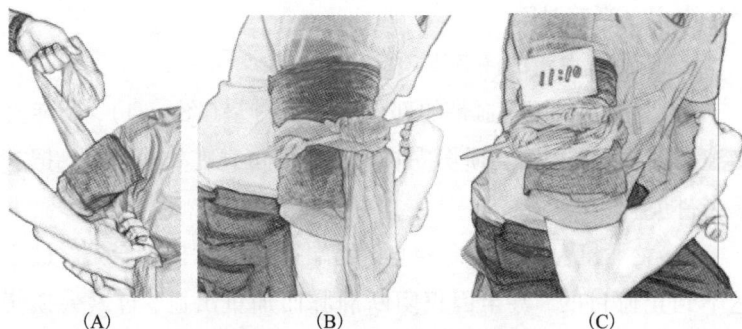

（A）　　　　　　（B）　　　　　　（C）

图6-4　布带绞棒止血带止血方法

（2）橡皮止血带：左手在离带端约 10 cm 处由拇指、食指和中指紧握，使手背向下放在扎止血带的部位，右手持带中段绕伤肢一圈半，然后把带塞入左手的食指与中指之间，左手的食指与中指紧夹一段止血带向下牵拉，使之成为一个活结，外观呈 A 字型。

（3）卡式止血带：卡式止血带是一种机械法加压止血带，具有快速自动锁紧和解脱机构，能快速有效止血，使用时患者一只手即能操作，尤其适用于战时伤员的自救互救。

（4）旋压式止血带：旋压式止血带是从军用推广而来的，其主要的组成部分是尼龙扎带和收紧把手。旋压式止血带携带方便，可一人单手实施止血操作，能稳定地调节所需压力，操作简单，无需衬垫，宽度适中，压迫止血后对组织损伤较小，能快速有效地在伤口的近心端压迫血管止血。使用方法是首先打开卡钩，围绕受伤的肢体一圈后，挂上卡钩，用力抽紧尼龙带，旋转收紧把手，进一步收紧止血带，把三角环套在收紧棒的沟槽上，固定好（图6-5）。最后一步，也是重要的一步，一定要记得在时间签上记下当前时间。

5. 使用止血带的注意事项

（1）衬垫：使用止血带的部位应该有衬垫（图6-4），不能直接缠在皮肤上，否则会损伤皮肤。止血带可扎在衣服外面，把衣服当衬垫。

（2）松紧度：应以出血停止、远端摸不到脉搏为合适，过松达不到止血目的，甚至因仅阻断静脉而加重出血，过紧会损伤组织。

（3）时间：一般不应超过 1 小时，原则上每小时要放松 1 次，

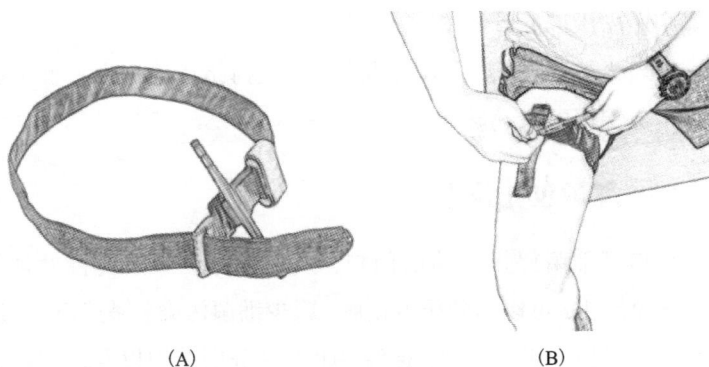

(A)   (B)

图6-5 旋压式止血带

放松时间为2～3分钟,松开时要在血管上方用指压法暂时止血,以防止大出血。

(4)标明:上止血带处应有明显的标记,并标明上止血带的日期和时间(图6-4)。

(七)指压止血法

指压止血法是指利用大拇指的压力将出血伤口的供血动脉(近心端)压向骨骼,其适用范围是头部、四肢较大动脉的出血,止血特点是止血快速,但效果不稳定,且不能长久,所以现在专家不推荐常规使用。

1. 头顶、额部和颞部出血 用拇指或食指在伤侧耳屏上前方1.5厘米处,用力压迫颞浅动脉。

2. 面部止血 压迫双侧下颌角前约3 cm的凹陷处面动脉即可止血。

3. 上肢出血　抬高出血侧前臂过头，救护者的拇指在上臂内侧中段向深部肱骨压迫肱动脉搏动点。

4. 下肢　救护者手掌根部或双手大拇指压迫出血一侧大腿根部中点深层的股动脉。

二、现场包扎技术

伤口是细菌侵入人体的门户，及时暴露伤口、妥善处理伤口、准确包扎，可以达到压迫止血、减少细菌污染、保护伤口、减少疼痛，保护内脏、血管、神经、肌腱等解剖结构以及固定敷料和夹板等目的；相反，错误的包扎导致出血增加、感染加重、造成新的伤害、遗留后遗症等不良后果。

(一)包扎用材料

创口贴、尼龙网套、三角巾、弹力绷带、纱布绷带、胶条，在紧急情况下，可就地取材，可选用任何干净、干燥、有吸收性的材料(如毛巾、手绢、布单、领带、衣物、纸巾等)替代。

(二)伤口预防感染措施

1. 口服抗生素：越早越好。即使延迟，也应在伤后 3 小时内使用抗生素。使用抗菌药物的延迟越久，创伤后感染的发生率越高，应使用广谱抗生素(如头孢菌素类)，不主张局部应用抗生素。

2. 伤口冲洗：伤口冲洗可明显降低感染率，其作用优于全身应用抗菌药物。伤口冲洗具有明显的时效性，应尽早实施。

(1)理想的冲洗液体是与体温同温的生理盐水或无菌水，在医院外饮用水可作为首选，也可用达到饮用水程度的自来水，冲洗液不应包括肥皂、抗生素、过氧化氢、新洁尔灭、碘伏等添加物，禁止使用未经处理的河水和海水。

（2）推荐低压冲洗（0.35～0.7 kg/m²，一般的自来水水压），可用球囊注射器或用1 L的塑料瓶，在盖上戳数个小孔，挤压瓶子将液体喷到伤口上的压力即为低压。不推荐高压冲洗（4.9 kg/m²）。冲洗量要充足，至少需要3 L冲洗液，损伤越严重，需要量越多。

（三）三角巾包扎的基本方法

三角巾包扎具有操作简单、快速、牢靠，材料获取方便，可就地因地制宜使用各种布料、布制品（如床单、衣服等）并快速裁剪，甚至撕扯成形，这种方法很适合现场救护，是现场包扎的首选方法。在应用三角巾包扎时需根据具体情况将其折成不形状，有宽带、窄带、燕尾状和卷圈等。

1. 头部三角巾帽式包扎：先把三角巾基底折叠放于前额，两边拉到脑后与头后部枕骨粗隆（头后最突出处）下交叉，然后绕至前额作结（图6-6）。

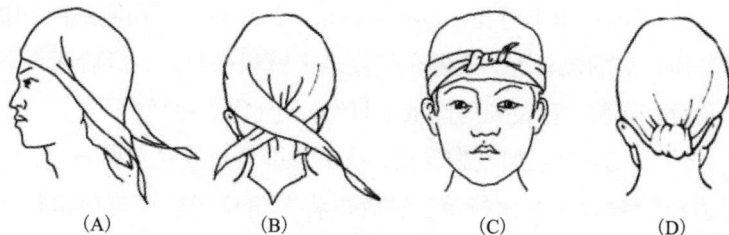

| (A) | (B) | (C) | (D) |

图6-6 头部三角巾帽式包扎

2. 头面部三角巾风帽式包扎：将三角巾顶角和底边各打一结，即成风帽状。在包扎头面部时，将顶角结放于前额，底边结放在后脑勺下方，包住头部，两角往面部拉紧，向外反折包绕下颌，然后拉到枕后打结即成（图6-7）。

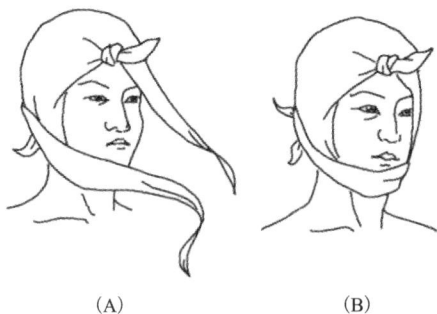

（A）　　　　　　　（B）

图6-7　头面部三角巾风帽式包扎

3. 颈部包扎：用纱布填满填紧伤口，嘱伤员健侧手臂上举抱住头部，将三角巾折叠成带状，中段压紧覆盖的纱布，两端在健侧手臂根部打结固定。如果是绷带方法与三角巾包扎相同，只是用绷带环绕数周再打结（图6-8）。

4. 肩部三角巾包扎：将燕尾三角巾的夹角对着伤侧颈部，巾体紧压伤口的敷料上，燕尾底部包绕上臂根部打结，然后两个燕尾角分别经胸、背拉到对侧腋下打结固定（图6-9）。

5. 胸部包扎：如左胸受伤，将三角巾顶角放在左面肩上，将底边扯到背后在左面打结，然后再将左角拉到肩部与顶角打结（图6-10）。

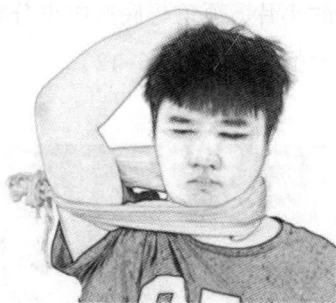

图 6-8 颈部止血包扎图

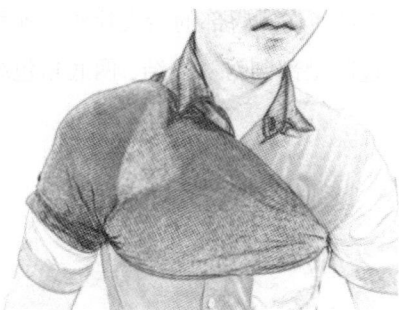

图 6-9 单肩三角巾包扎

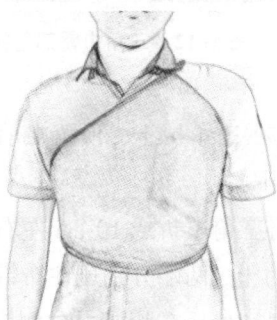

(A)

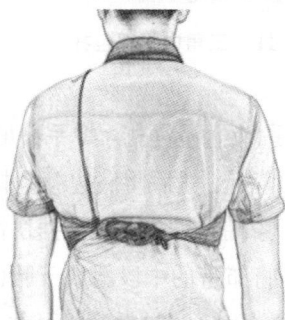

(B)

图 6-10 三角巾胸部包扎

6. 背部包扎：与胸部包扎的方法一样，唯位置相反，结打在胸部。

7. 腹部包扎：三角巾底边向上，顶角向下，两底角围绕到腰部后打结，顶角由两腿间拉向后面与两底角连接处打线（图6-11）。

8. 臀部包扎：三角巾叠成燕尾式，夹角约60°朝下对准外侧裤线，伤侧臀部的后大片压着前面的小片，顶角与底边中央分别过腹腰部到对侧打结，两底角包绕大腿根打结（图6-12）。

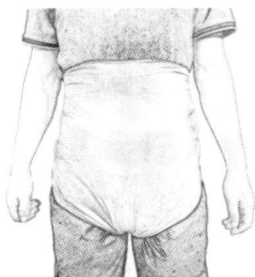

图 6-11　三角巾腹部包扎　　　图 6-12　三角巾臀部包扎

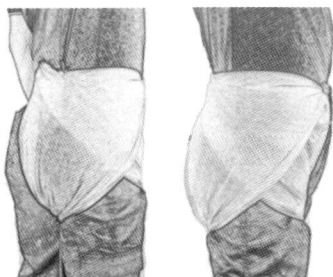

9. 手（足）部包扎：将手、足放在三角巾上，顶角在前拉在手、足的背上，然后将底边缠绕打结固定。

10. 膝（肘）部包扎：根据伤情将三角巾折成10 cm左右宽度的布带，将布带的中段斜放于膝（肘）上，两端分别压住布带上下两边，两端于膝（肘）后交叉环绕包扎，最后在膝（肘）外侧打结。

11. 手臂的悬吊：当上肢受伤包扎固定后，为了限制活动，避免前臂下垂所致的血液回流困难，就将伤肢的手臂的悬吊。

（1）大悬吊：前臂、肘关节的损伤。将三角巾放于健侧胸部，底边和躯干平行，上端越过肩部，顶角对着伤臂的肘部，伤臂弯成直角放在三角巾中部，下端绕过伤臂反折越过伤侧肩部，两端在颈后或侧方打结。再将顶角旋转收拢放入三角巾边缘内固定（图6-13）。

（2）小悬吊：将三角巾折达成带状吊起前臂的前部（不要托

肘部），适用于肩关节损伤、锁骨和肱骨骨折（图6-14）。

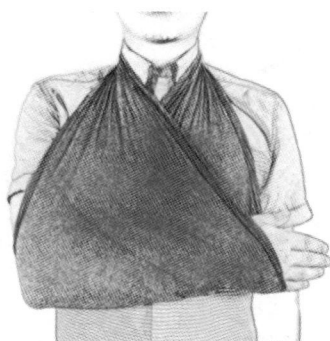

图6-13 大悬吊

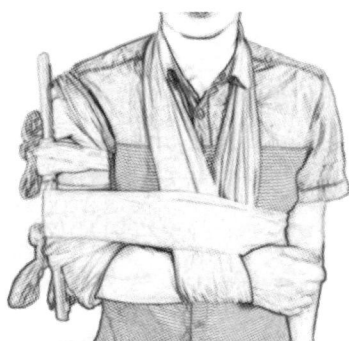

图6-14 小悬吊

（四）绷带基本包扎方法

1. 环形包扎法：用于肢体较小或圆柱形部位，如手、足、腕部及额部，亦用于各种包扎起始时。绷带卷向上，用右手握住，将绷带展开，左拇指将绷带头端固定需包扎部位，右手连续环形包扎局部，其卷数按需要而定，用绞布固定绷带末端。

2. 螺旋形包扎法：用于周径近似均等的部位，如上臂、手指等。从远端开始先环形包扎两卷，再向近端呈30°角螺旋形缠绕，每卷重叠前一卷2/3，末端胶布固定。在急救缺乏绷带或暂时固定夹板时每周绷带不互相掩盖，称蛇形包扎法。

3. 螺旋反折包扎法：用于周径不等部位，如前臂、小腿、大腿等，开始先做二周环形包扎，再做螺旋包扎，然后以一手拇指按住卷带上面正中处，另一手将卷带自该点反折向下，盖过前周1/3或2/3。每一次反折须整齐排列成一直线，但每次反折不应在伤口与骨隆突处(图6-15)。

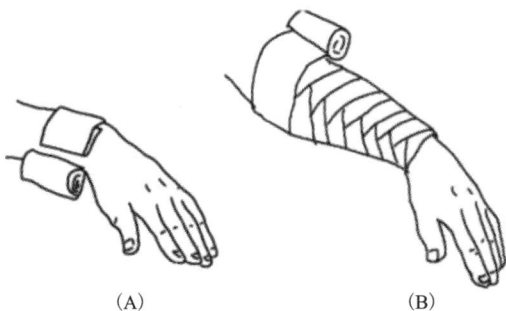

(A)   (B)

图6-15 螺旋反折包扎

4. "8"字包扎法：用于肩、肘、腕、踝、等关节部位的包扎和固定锁骨骨折。以肘关节为例，先在关节中部环形包扎2卷，绷带先绕至关节上方，再经屈侧绕到关节下方，过肢体背侧绕至肢体屈侧后再绕到关节上方，如此反复，呈"8"字连续在关节上下包扎，每卷与前一卷重叠2/3，最后在关节上方环形包扎2卷，胶布固定(图6-16)。

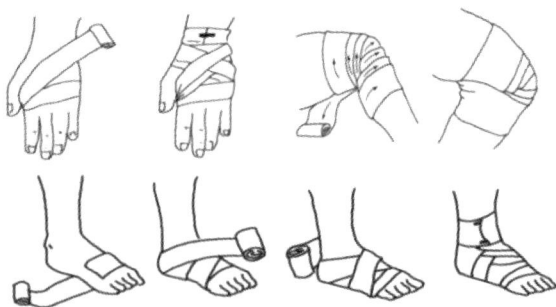

图6-16 "8"字包扎

5. 返回包扎法：用于头顶、指端和肢体残端，为一系列左右或前后返回包扎，将被包扎部位全部遮盖后，再作环形包扎 2 周（图 6-17）。

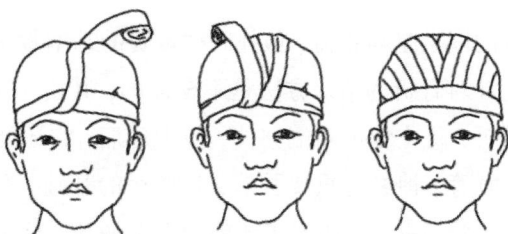

图 6-17　返回包扎法

(五) 包扎注意事项

弹性绷带是一种由弹性纤维织成的特殊软绷带，主要用于创伤后肢体肿胀、肢体静脉回流障碍以及四肢淋巴水肿。对四肢扭伤、软组织搓伤、关节肿痛有较大的辅助治疗作用，可以起到固定作用，对损伤的韧带修复有一定益处。

1. 先盖后包，敷料要够大够厚，外层一旦被渗液浸透，应及时加盖敷料再加压。

2. 打结避开伤口、眼、乳头、男性生殖器和坐卧受压的位置。

3. 乳房下、腋下、两指间、骨隆起部分加垫。

4. 包扎松紧适宜，如过紧，应立即松开，必须始终注意肢体远端血运。

5. 小而深的伤口以及狗咬伤的伤口不要包扎。

6. 不要对嵌有异物或骨折端外露的伤口直接包扎。

7. 不要对伤口使用消毒剂或消炎粉。

8. 根据伤口情况及时更换敷料时间。

三、现场固定术

外伤后的固定是与止血、包扎同样重要的基本救护技术。认为固定术是针对骨折的治疗方法是不全面的，其实，固定术不仅可以固定骨折，防止骨折断端移位，减少疼痛，它还能避免损伤周围组织、血管、神经等重要脏器，是搬运的基础，有利于转运后的进一步治疗。此外，固定术还能对关节脱位、软组织的挫裂伤起到固定、止痛的效果，以便于搬运患者。

(一) 现场固定的原则

1. 先救命后治伤。

2. 现场不复位。

3. 开放性骨折现场不冲洗、不涂药。

4. 超关节固定并加垫。

5. 上肢屈，下肢伸，先固定骨折上端再固定下端。

6. 暴露肢体末端。

7. 现场区别扭伤、脱臼及骨折比较困难，若怀疑骨折就按骨折处理。

(二) 固定材料

1. 夹板是最常用的固定材料，其长度和宽度要与伤肢相适应，四肢骨折时夹板长要跨骨折处上下两个关节。

2. 无夹板时，就地取材，棍、树枝、扁担、木棒、竹片、步枪等都可以使用。也可以现场利用杂志、硬纸板、雨伞等制作夹板。无替代材料时，也可将伤肢固定于健侧肢体上。

3.颈托：颈部固定器，专门用于固定颈椎，现场也可制作简易的替代品，要将受伤颈部尽量制动，保护受伤的颈椎免受进一步损害。

4.脊柱板：脊柱受伤时用于固定和搬运患者的塑料制品。

(三)固定基本方法

1.上臂的固定

(1)患者手臂屈肘90°，用两块夹板固定伤处，一块放在上臂内侧，另一块放在外侧，然后用绷带固定。

(2)如果只有一块夹板，则将夹板放在外侧加以固定。

(3)固定好后，用绷带或三角巾悬吊伤肢(图6-18)。

(4)如果没有夹板，可先用三角巾把上臂固定在身体上，上臂与躯干间加软垫，三角巾折叠成宽带后通过骨折部绕胸廓在对侧打结固定，曲肘90°将前臂悬挂于胸前(图6-19)。

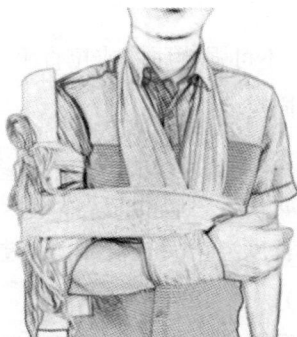

图6-18　上臂夹板固定　　　　图6-19　上臂帖身固定

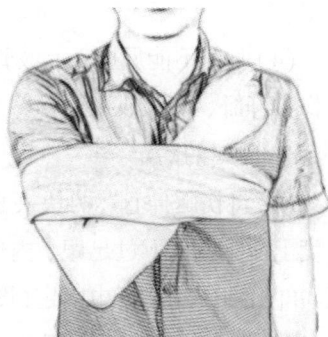

2. 前臂的固定

（1）患者手臂屈肘 90°，用两块夹板固定伤处，分别放在前臂内外侧，再用绷带缠绕固定。

（2）固定好后，用绷带或三角巾悬吊伤肢（图 6-20）。

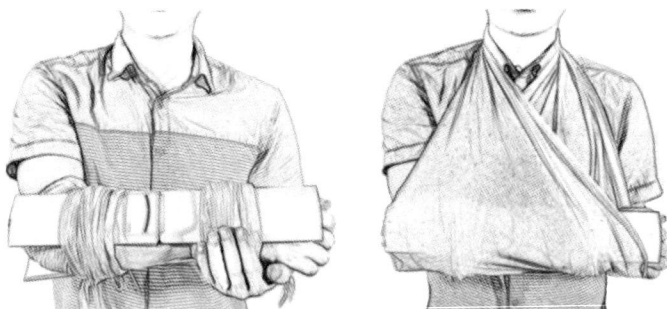

图 6-20　前臂夹板固定

（3）如果没有夹板，可利用三角巾加以固定。三角巾上放杂志或书本，前臂置于书本上，也可就地取材利用皮带、外套等固定。

（4）肘部不能屈曲、上肢骨折时，不可强行屈曲或拉直手肘，让伤者仰卧，伤肢放于躯干旁后原位固定。

3. 大腿的固定

（1）将伤腿伸直，两块夹板分别放在大腿内外侧，外侧夹板长度上至腋窝，下过足跟，内侧夹板长度上至大腿根部，下过足跟，再用绷带或三角巾固定（图 6-21）。

（2）如无夹板，可利用另一侧未受伤的下肢进行固定。健肢固定时，在两膝、两踝及两腿间隙之间加垫，用 5 条宽带固定（骨

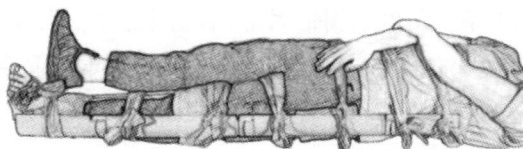

图 6-21 大腿夹板固定

折上、下、髋关节、膝关节、踝关节部将双足尖向上"8"字固定暴露患侧趾端），具体如图 6-22 所示。

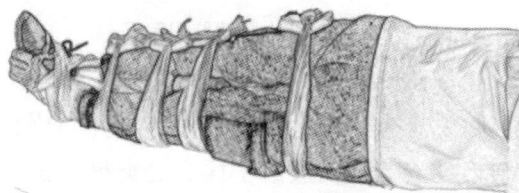

图 6-22 大腿健肢固定

4. 小腿的固定

（1）将伤腿伸直，夹板长度上过膝关节，下过足跟，两块夹板分别放在小腿内外侧，再用绷带或三角巾固定（图 6-23）。

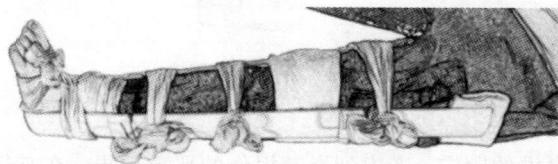

图 6-23 小腿夹板固定

123

（2）如无夹板，可利用另一侧未受伤的下肢进行固定。健肢固定时，用5条三角巾或绷带固定(骨折上、下、大腿、膝关节、踝关节)踝关节部将双足尖向上"8"字固定暴露患侧趾端（图6-24）。

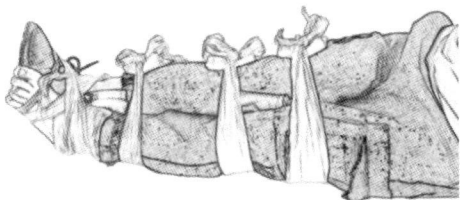

图6-24　小腿健肢固定

（3）髋或膝关节不能屈曲下肢骨折，同样不可强行屈曲或拉直髋、膝，让伤者侧卧，伤肢放于枕头之类垫衬物上原位固定（图6-25）。

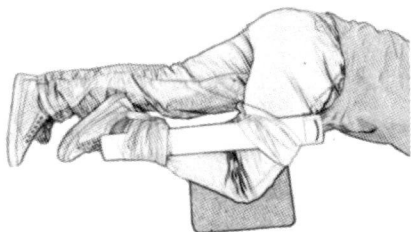

图6-25　下肢原位固定

5. 脊椎的固定：考虑到脊髓损伤的严重后果，在有任何脊柱损伤可能性的情况下，应积极优先进行固定限制脊柱移动。具体情况如下：

①在汽车、摩托车或自行车事故中的司机、乘客或行人。

②高处跌落。

③四肢麻木。

④颈部或背部疼痛或压痛。

⑤躯体或上肢感觉缺失或肌无力。

⑥不灵敏或是醉酒表现。

⑦其他疼痛的损伤，特别是头和颈部。

⑧年龄<3岁的儿童，有头部或颈部外伤的证据。

⑨应假设所有头部外伤口才都可能伴有脊椎损伤。

（1）颈部的固定。颈托固定：放置颈托、固定；用毛巾、衣物、沙袋等制成颈套，从颈后围于颈部起到临时固定的作用。救护员先稳定自己身体，再固定患者颈部，固定后不能影响伤员呼吸。

（2）胸腰部的固定。怀疑有脊椎损伤时，切忌扶伤员行走或躺在软担架上。搬运脊椎损伤的伤员应使头与身体为一个整体进行移动。胸腰部用沙袋、衣物等物放至身体两旁，再用绷带固定在担架上，防止身体移动。

6. 骨盆骨折：三角巾向下从臀部向前绕骨盆，在一侧打结固定，将伤员平托放在硬担架上，膝部屈曲以减轻骨折处的疼痛（图6-26）。

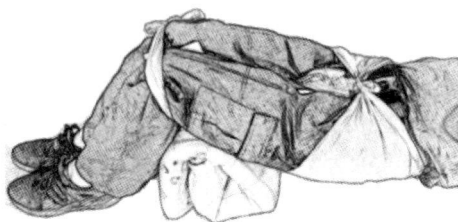

图 6-26　三角巾骨盆固定

(四)注意事项

1. 首先检查患者的意识、呼吸、脉搏,若有开放性伤口应先止血、包扎,然后固定。如有危及生命的严重情况先抢救,待病情稳定后再行固定以及处理活动性出血。

2. 开放性骨折伤口有污染时使用清水冲洗。

3. 开放性骨折现场不涂药。

4. 骨折断端暴露,不要将其送回伤口内。

5. 超关节放置夹板,即夹板的长度应能将骨折处的上下关节一同加以固定;夹板与皮肤、关节、骨突出接触部位需加衬垫。

6. 先固定骨折的上端,再固定骨折的下端,再自上而下打结固定,不可在骨折处打结或加压包扎,打结于夹板一侧或健侧的肢体上。

7. 放置肢体于功能位置,肢体如有畸形,可按畸形位置固定。

8. 暴露肢体末端以便观察血运及皮肤感觉。

第五节　常见意外伤害的现场救护

当前，伤害已成为全球公共卫生领域关注的热点问题。据WHO统计，不论是发展中国家还是发达国家，伤害都稳居死因的前列。从原卫生部和科技部于2006年在全国进行的第三次居民死亡原因抽样调查到《2019年中国卫生健康统计年鉴》。每次都显示：损伤和中毒所致的伤害是我国居民第五大死亡原因。在我国，意外伤害居儿童死亡原因的首位，对我国人民的健康构成了很大威胁。

一、溺水

对溺水者实施现场救护措施最关键的一句话：尽快救上岸，无呼吸心跳者立即心肺复苏。

（一）施救要点

1. 首先判断溺水者的意识状态，若意识清醒，有咳嗽和呼吸困难，可以帮助、鼓励其咳嗽，或拍打其背部促使气道液体排出。

2. 若溺水者意识丧失，但胸腹部仍有起伏，说明有呼吸心跳，这时采取侧卧位，保持气道通畅，同时立即清除溺水者口鼻淤泥、杂草、呕吐物等，并打开气道，促使气道中污物的流出并迅速清除。

3. 若溺水者意识丧失，胸腹部没有起伏，但能触摸到大动脉（一般是摸颈动脉）的搏动，立即人工呼吸，每6秒一次，一旦脉搏停止，立即心肺复苏。

4. 若发现溺水者意识丧失、呼吸和脉搏停止，立即进行现场心肺复苏，并尽快搬上急救车，迅速向附近医院转送并持续进行心肺复苏抢救。

(二)溺水心肺复苏的专门要求

1. 溺水心肺复苏操作的流程和通常的心肺复苏流程并不完全一样，不是胸外按压→开放气道→人工呼吸，而是开放气道→人工呼吸→胸外按压。

2. 因为淹溺患者的核心病理是缺氧，所以尽早开放气道和人工呼吸优先于胸外按压，部分患者仅靠单纯通气便恢复了自主呼吸和循环。

3. 首次人工呼吸时，应给予 2~5 次人工通气。

4. 由于大多数淹溺者是在持续缺氧后导致心脏骤停的，因此实施单纯胸外按压的心肺复苏并不能达到复苏目的。

5. 传统的救护中强调控水处理(倒水)重要性，要求尽快进行，具体方法为：将患者放在施救者屈膝的大腿上，头部向下，随即按压背部，迫使吸入呼吸道和胃内的水流出。但是请注意，类似方法目前已不主张，因为如果患者呼吸心跳停止，先控水就违背了尽快开始心肺复苏的核心原则。

二、触电

对触电者进行现场救护最关键的一句话：尽快脱离电源，无呼吸心跳者立即心肺复苏。

1. 脱离电源：发现触电者，立即关掉电闸或电源开关，拔掉插头，使触电者远离电源。如果现场无电闸和开关时，可用木棍、竹竿、扁担、塑料或橡胶等绝缘制品挑开与伤者接触的电源线。如伤者仍在漏电的机器上时，应该赶快用干燥的绝缘棉被等将伤者推拉开。未切断电源之前，切不可用自己的手直接推拉触电者，谨防自己触电。

2. 立即拨打120急救电话。

3. 对有较大烧伤创面的患者，应注意创面保护，可用无菌水或干净水冲洗后，再用消毒纱布或干净布类包扎。

4. 如有出血者要采用压迫止血法包扎，而有骨折者，应先止血、包扎，然后用木板、竹竿、木棍等物品将骨折肢体进行临时固定。

5. 有休克早期表现者可适量饮用糖盐水或者加了少量盐的果汁水。

6. 若患者出现意识丧失、呼吸心搏骤停，应迅速进行心肺复苏。

三、烧烫伤

对于烧烫伤患者进行现场救护最关键的一句话：没有什么急救措施能超过立即用冷水降温的价值！注意：切忌不经降温，急急忙忙地将患者送往医院。

1. 迅速离开密闭和通风不良现场，避免发生吸入性损伤和窒息。迅速卧倒后，慢慢在地上滚动，压灭火焰，用身边不易燃的材料，最好是阻燃材料，迅速覆盖着火处，使其与空气隔绝。

2. 尽快脱去着火或沸液浸渍的衣服，特别是化纤衣服，以免热力继续作用使创面加深加大。用水将火浇灭，或跳入附近的水池或河沟内。

3. 冷水冲洗或浸泡降温应在伤后 30 分钟内进行，越早越好，持续时间应在 30 分钟以上或至痛感消失，最多不超过 1 小时为佳。冷疗的水温以伤员能耐受为宜，一般为 5℃～20℃或 8℃～10℃最适宜，但切不可因拘泥于温度而迟疑，应尽早用冷疗。

4. 边冲边用轻柔的动作脱掉烧伤者的外衣，如果衣服粘住了皮肉，不能强扯，可以用剪刀剪开。

5. 用干净的布单、衣物包扎伤处。

6. 所有超过 1%的烧烫伤都应该送往医院治疗。成人烧烫伤的面积为 15%～20%，小孩与老人烧烫伤的面积为 10%～15%时，就会危及生命，一定要迅速送往医院。伤者手掌评估：伤者合并的手掌相当于 1%的身体面积，以它为单位衡量烧伤面积。

四、中暑

对于中暑患者进行现场救护最关键的一句话：尽快脱离高温环境，降温通风散湿散热，补盐补水补休息。

1. 转移患者，通风散热：迅速脱离高温环境，将患者移至通风阴凉处，就地平卧，抬高头部，尽快除去患者全身衣物以利散热。有条件的可将患者转移至有空调的房间，建议将室温调至20℃～25℃，但要避免空调直吹。

2. 物理降温：快速有效的降温是救护中暑的首要措施，特别是对于重症患者更是如此。体温在 30 min 内迅速降至 39.0℃以下，2 h 内降至 38.5℃以下，降至 38.5℃时即停止降温措施或降低降温强度，维持体温在 37.0℃～38.5℃，以免体温过低。若体温再次升高，应重新启动降温措施。具体要因地制宜。

（1）用凉水喷洒或向皮肤喷洒水雾，同时配合持续扇风可以实现有效降温。若条件有限，也可用薄纱布尽可能多地覆盖患者皮肤，或用冷水毛巾、冰袋敷患者头部、腋部、大腿根部等处，或用稀释的酒精擦拭全身。

（2）冷水浸泡。用浴桶、油布、水池等将患者颈部以下浸泡在冷水（2℃~20℃）中，若无冷水条件时可用室温水（如26℃）浸泡。特别应注意确保患者头部不要进入水下，并保护呼吸道，防止误吸和溺水。

3. 保持气道通畅：应将昏迷患者的头偏向一侧，保持其呼吸道通畅，及时清除气道内分泌物，防止呕吐、误吸。对于意识不清的患者，禁止喂水。如已发生呕吐，应尽快清理口腔分泌物。

4. 其他

（1）使用药物：服用解暑药物，如十滴水、人丹、清凉油和风油精等。

（2）按摩穴位：若患者昏迷不醒，可用大拇指按压患者的人中、内关、合谷、涌泉、百会等穴位。

（3）补充体液：温开水、茶水、淡盐水，以及凉茶、鲜果汁、绿豆汤，其中可以加少量的盐，食盐含量约为1%。

（4）送医院：一旦出现高烧、昏迷抽搐等症状立即拨打120急救电话，送往医院紧急救治。

五、食物中毒

对于食物中毒患者进行现场救护最关键的一句话：立即停止食用可疑中毒食物，保留好可疑食物和吐泻物，尽早、尽量排出有毒食物和中和毒素，迅速送往医院救治。

1. 立即停止食用可疑中毒食物，保护好现场，保留好可疑食物和吐泻物。

2. 立即饮用大量干净的水,以达到对毒素稀释的目的。

3. 催吐:在中毒早期(进食后 1~2 小时内),毒物尚未完全吸收,此时催吐能尽可能减少毒物吸收,催吐的条件是患者意识必须清醒。最简单的催吐方法是用手指压迫咽喉,产生呕吐反应,或用鹅毛、或扎上细软的筷子等刺激咽后壁,引发呕吐。直至呕吐物呈苦味粘液为止。也可立即取食盐 20 g,加凉开水 200 mL 稀释,一次性喝下,如果不吐,可多喝几次,以便迅速产生呕吐。或用鲜生姜 100 g,捣碎取汁,用 200 mL 开水冲服。

4. 若中毒后已有剧烈呕吐,可不必催吐。但对腐蚀性毒物中毒以及处于昏迷休克或患有心脏病、肝硬化等疾病的患者,不宜采取上述方法!

5. 保胃:误食强酸、强碱等腐蚀性毒物时应及时服用稠米汤、鸡蛋清、豆浆、牛奶等,以对胃黏膜起到保护作用。

6. 解毒:如果因吃了变质的鱼、虾、蟹等引起食物中毒,可取食醋约 100 mL,加凉开水 200 mL,稀释后一次性服下;还可用紫苏 30 g、甘草 10 g 一次性煎服。若误食了变质的饮料或防腐剂,可用鲜牛奶适量(约 300 mL)或其他蛋白质的饮料灌服。

7. 尽早把患者送往就近的医院诊治。

六、一氧化碳中毒

1. 切断一氧化碳来源,首先立即打开门窗,保持空气的流动;迅速关闭煤气/燃气灶具、热水器阀门、管道煤气、熄灭炭火等设施设备。

2. 避免使用打火机、电源开关、产生静电的衣服等容易产生火星的物品。

3. 迅速脱离中毒环境, 迅速将患者脱离中毒现场, 转移至空气新鲜、通风良好处。

4. 解开中毒者的领扣、保持呼吸道通畅, 患者应保持安静休息, 避免活动加重氧的消耗, 有条件的尽快让患者吸氧。

5. 由于一氧化碳中毒多发生在寒冷的冬季, 因此注意对患者进行保暖, 防止患者因受到寒凉的刺激而加重机体缺氧的情况。

6. 患者昏迷时, 采取侧卧位, 防止误吸呕吐物。

7. 对于中重度患者, 在进行现场急救的同时, 应立即拨打120 急救电话, 尽早送往有高压氧舱的医院进行高压氧舱治疗。

8. 对于出现呼吸及心跳停止的危重患者, 应立即给予人工呼吸和心脏按压, 同时迅速送往医院进行抢救治疗。

第六节　常见内科急症现场救护

一、猝死

猝死是人类最严重的疾病之一, 是指外表健康或非预期死亡的人在恶性因素或无明显外因的作用下, 突然、意外、短时间内发生的非暴力死亡。WHO 定义在急性症状发作后 6 小时内意外发生的非暴力死亡为猝死。心源性猝死(SCD) 是指未能预料的、突发心脏症状 1 小时内发生的心脏原因导致死亡。猝死可发生在任何年龄、性别和职业中, 青少年猝死比例有不断上升的趋势。绝大多数猝死事件发生在医院外, 抢救存活机会很低。

（一）表现

发生猝死的患者突然出现抽搐、意识丧失，无呼吸或者不规律呼吸（叹息样呼吸），随后停止呼吸，大动脉无法触及搏动，瞳孔散大，口唇指端青紫，如不抢救迅速死亡。

（二）现场救护要点

1. 患者取平卧头低位，要尽快将其放置在地上或硬板床上，不要摇晃，使患者头、颈、躯干平卧无扭曲，双手放躯干两侧。

2. 若患者摔倒时面部朝下，应小心转动患者，并使患者全身各部形成一个整体（轴位）。转动时尤其要注意保护头部，可以一手托住颈部，另一手扶着肩部，使患者平稳地转动至仰卧位，以防止可能出现的颈椎损伤。

3. 患者如有义齿（假牙）也应取出，以免坠入气管。要松开衣领、紧裹的内衣等，以免妨碍胸廓运动。

4. 用 5～10 秒迅速判断患者的面色、呼吸和脉搏，如面色苍白、嘴唇发绀，无呼吸和脉搏则立即进行心肺复苏。

二、急性胸痛

胸痛是指位于胸前区的疼痛不适感。急性胸痛的病因多种多样、病情严重性差异极大，不仅包括可引发心源性猝死的急性冠状动脉综合征（ACS）、急性主动脉夹层（AD）、急性肺栓塞（PE）及张力性气胸（TP）等高危胸痛，也包括稳定性冠心病、胸部外伤、食管痉挛和反流、带状疱疹、肋软骨炎、肺炎、胆囊炎和胰腺炎、肋间神经痛、神经官能症等中低危胸痛。本文主要介绍与病情恶化、甚至危及生命的急症有关的急性疼痛，特别是即刻致命性疼痛。

(一)现场紧急处理方法

生命特征不稳定的胸痛患者，若出现神志模糊和(或)意识丧失、面色苍白、大汗及四肢厥冷、低血压(<90/60 mmHg)、呼吸急促或困难、缺氧，则可以判定为高危胸痛患者，很可能危及生命，需马上紧急处理。

1. 患者在发生疑似急性高危胸痛症状后，应尽早向急救中心呼救，避免因自行用药和长时间多次评估症状而导致就诊延误。

2. 让患者立即平卧，严重呼吸困难时给予半卧位或坐位，背部必须要有依靠，怀疑急性主动脉夹层者取头高脚低位或平卧位，自发性气胸患者取半坐卧位，不要拍打或按压疼痛部位，避免突然改变体位。

3. 在转送时禁止采取背患者的方法，减少患者搬动次数、尽量减少汽车行驶中的颠簸。保持情绪稳定，减少胸腹压增加的因素，如咳嗽、用力排便等。

4. 有条件者，可测量自身的血压、脉搏，给患者及时吸氧，保持室内空气流通，保障室内环境安静。密切监测患者的生命体征，镇静止痛，保持大便通畅，避免用力。

5. 心绞痛患者外出时应携带消心痛等药物，并告知其正确的使用方法、剂量。一旦有心绞痛出现均先给予药物治疗，患者口服硝酸甘油后，对于情况无好转者可服用速效救心丸，疼痛未得到缓解，胸痛症状持续15分钟，近期无消化道溃疡、出血病症者,则可服用300 mg的阿司匹林。怀疑急性主动脉夹层,若伴有血压增高现象者,可先服用氨氯地平片、硝苯地平缓释片、卡托普利片等降压药物,保证血压平稳。

(二)家庭急救处理的误区

1. 拍打胸背。民间传言,胸痛出现后需要用力拍打胸背,以此加速胸部的血液循环,进而缓解胸痛症状。从现代医学出发,若患者为病危病重的胸痛,任何紧张、兴奋的情绪或活动,均会导致胸痛加重,使得患者猝死。

2. 服用阿司匹林。出现胸痛症状时需服用阿司匹林的情况,只针对急性心肌梗死。若患者为非心肌梗死而是主动脉夹层,服用阿司匹林将会致命。如患者为贲门黏膜撕裂、严重反流(食管炎)引发的急性胸痛,若服用阿司匹林,将会导致消化道大出血。因此,必须要正确判断胸痛出现的原因,对症治疗。

3. 剧烈咳嗽。有些心脏病的患者用"咳嗽自救法"自救。就实际情况而言,当某些心脏问题出现时,若患者剧烈咳嗽,将会导致患者的血液循环停滞。主要是因为剧烈咳嗽会激活患者的交感神经,导致心肌的供血需求量增加。剧烈咳嗽会导致血压升高,对患者因心肌梗死、肺栓塞、主动脉夹层等病症引发的胸痛会产生不利影响。

三、脑卒中

脑卒中即"中风",又被称为脑血管意外,是指因各种诱发因素引起脑部血管突然破裂或血管阻塞造成脑组织缺血、损伤或功能障碍的一种疾病,常导致患者残疾或死亡。

（一）表现

若患者突然出现以下任意一种症状时应考虑卒中的可能。

1. 一侧肢体不协调，或一侧肢体（伴或不伴面部）无力或麻木。

2. 一侧面部麻木或口角歪斜。

3. 说话不清或或者表达、理解语言困难。

4. 双眼向一侧凝视或复视，一侧或双眼视力丧失或模糊。

5. 眩晕伴呕吐，既往少见的严重头痛、呕吐。

6. 突然晕倒，出现人事不省等意识障碍或抽搐。

7. 身体平衡障碍，动作失调或半侧空间忽视。

8. 无缘由的记忆困难。

（二）现场救护要点

脑卒中的现场救护的关键是对可疑脑卒中患者的迅速识别、转运。若患者突然出现一侧肢体（或面部）无力或麻木、言语不清、理解困难或意识障碍等疑似症状，应尽快联系急救中心。急性缺血性脑卒中静脉溶栓时间窗为发病后 3.0～4.5 小时，共识推荐在 AIS 发病后 6 小时内可进行机械取栓治疗。

1. 迅速识别：面臂语言试验（face arm speech test，FAST）可辅助"第一目击者"提高卒中识别效率，它是欧美公众教育中最常见、效率最高的卒中识别工具，对超过 80% 的卒中症状都能进行识别（图6-27）。

2. 患者停止活动，取平卧位，解开其衣领、腰带，不可随意摇晃、拍打、搬动及拖拽患者。昏迷者取侧卧位。

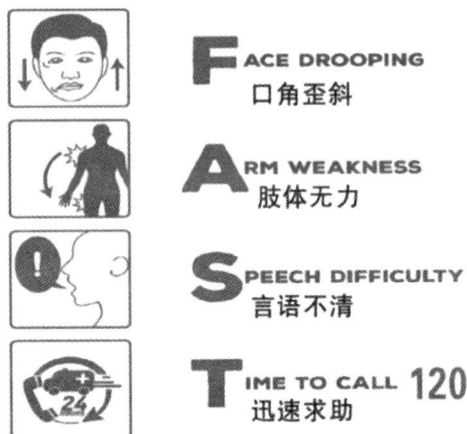

图 6-27　FAST 快速识别法

3. 若患者出现呕吐，有气道阻塞或误吸风险时，可帮助患者将头偏于一侧，且抬高 20°~30°避免气道堵塞。

4. 保持气道通畅，及时清除呼吸道分泌物，防止误吸。

5. 120 急救人员到达前，有昏迷等危重情况时可酌情采用放血的方法救急。取针消毒，一次握住五个手指，在患者的十个手指尖上用针刺，再用手挤出血来，即十宣放血(每指一滴)。

6. 注意观察患者的呼吸、脉搏及神志的变化，一旦患者出现心跳、呼吸停止，立即进行心肺复苏术。

四、昏迷

昏迷是严重的意识障碍，表现为意识持续的中断或完全丧失，即使强烈刺激也无法唤醒。

1. 发现有人长睡不醒或突然倒地，先大声呼唤，拍打其双肩，判断有无意识反应，只要是意识障碍，就要尽快呼叫 120 急救电话。

2. 松解可能阻碍呼吸的领带、衣扣、胸衣、腰带等，并注意清理口腔内的呕吐物、分泌物和脱落义齿，使呼吸道保持畅通，以防止发生窒息。

3. 怀疑颈椎损伤的患者，需给予颈部固定（详见本节"现场固定术"相关内容）。

4. 将患者放置在稳定的侧卧位（也叫急救恢复体位），保证呼吸通畅。预防舌后坠、呕吐物误吸所致的窒息。

5. 送医院途中，用衣物等固定患者头部的两侧，尽可能避免头部摇晃和震动。

6. 严密监测患者的脉搏、呼吸，保持气道畅通，发生心脏骤停或呼吸停止时，应立即进行心肺复苏。

五、晕厥

晕厥是指一过性全脑血液低灌注导致的短暂意识丧失，特点为发生迅速、一过性、自限性并能够完全恢复。发作时因肌张力降低、不能维持正常体位而跌倒。其诱因既可能是良性的，也可能是危及生命的。对于晕厥患者进行现场救护最关键的一句话：晕厥患者现场救护的主要目标是预防继发性损伤和降低死亡危险性。

1. 立即将其就地放平，松解领口，把头转向一侧，防止舌后坠，畅通气道，如有呕吐，及时清除口腔呕吐物，注意保暖。

2. 抬高双脚过胸，防止脑缺血，并防止发生摔伤等意外。部分患者无需再进行特殊处理即可恢复。

3. 心源性晕厥所占比例不高，但危害大，猝死风险高，对每个晕厥患者我们都要尽可能地了解其是否有严重的心律失常（心跳过慢或过快或不规则）和器质性心血管疾病的病史。

4. 按压人中、合谷、百会、内关和足三里等穴位。

5. 如怀疑晕厥和低血糖有关，在有先兆时可适量饮用糖水。

6. 有些情况下的晕厥提示有很高的危险性，应保持必要的警惕。高危因素包括：

（1）新发的胸部不适、呼吸困难、腹痛或头痛；

（2）在用力或静息时晕厥；

（3）突发心悸后，即刻出现晕厥。

六、过敏

过敏，医学上称过敏性疾病也叫变态反应性疾病，引起过敏的物质叫过敏原或变应原。在生活中，过敏原涉及人类生活的吃、穿、用、住、玩等各方面。从食物、气体、香味、花粉、温度、日光、灰尘、药物，到服装面料、装饰材料，都可能成为过敏原。针对过敏的现场救护最关键的一句话：如有严重过敏反应发生，应尽快到医院就诊，不要因现场已用药，迟疑不决而延误病情。

1. 立即移除可疑的过敏原或致病药物。结扎注射或虫咬部位以上的肢体以减缓吸收。

2. 患者取平卧位，同时抬高患者下肢。防止过敏性休克低血压甚至意识丧失。如果患者突然站立或坐起，可在数秒内致死。

3. 如果患者有呕吐，应保持患者头部偏向一侧并清除异物，以防患者误吸呕吐物导致窒息。

4. 保持呼吸道通畅，有意识障碍者，头偏向一边，防止呕吐物导致窒息。

5. 过敏可以按揉穴位，首选穴位：曲池穴；常用的还有合谷、迎香穴，按揉 1~3 分钟。还可试用印堂、迎香、尺泽、风池、曲泽等穴位。

6. 有条件时，一旦发现过敏先兆，比如打喷嚏、眼睛发痒、流鼻涕等，应立即服用抗过敏药物，以免病情进一步恶化，如口服扑尔敏 10 mg 或苯海拉明 50 mg。

7. 要强调的是：接触可疑过敏原或其他激发因素后，几分钟到数小时出现下述至少 2 项表现要马上考虑到是严重过敏反应，可能危及生命：

(1)皮肤黏膜受累，如全身性荨麻疹、全身瘙痒、潮红，口唇舌及悬雍垂水肿和/或麻木等；

(2)呼吸系统受累，如音哑、咳嗽、胸闷、气短、喘息、气道痉挛、喘鸣、窒息、呼吸困难、发绀等；

(3)血压降低或受累器官功能障碍，如麻木、肌张力下降、晕厥、大小便失禁；

(4)持续性胃肠道症状，如痉挛性腹痛、呕吐。

8. 严重过敏时，有条件者尽早使用肾上腺素，成人 0.5 mg/次，儿童 0.3 mg/次。注射部位推荐大腿前外侧。若无效可 5~10 分钟后重复给药。

9. 一但呼吸心跳停止，应立即进行心肺复苏术。

第七章

法律责任

　　《湖南省现场救护条例》(简称《条例》)第十六条规定：救助人的现场救护行为受法律保护。因自愿实施紧急救助行为造成受助人损害的，救助人不承担民事责任。条例还细化规定救助人因现场救护产生的交通费、误工费和其他财产损失由保险公司依合同理赔或者由侵权责任人依法赔偿，受助人可以给予适当补偿。受助人及其近亲属，不得捏造事实、诬告陷害救助人或者采取非法手段干扰救助人正常生活。救助人因现场救护导致的纠纷和诉讼，申请法律援助的，法律援助机构应当为其提供无偿的法律服务。

一、现场救护立法是弘德

　　现场救护立法的目的就是弘扬社会主义核心价值观，鼓励见义勇为，依法保护自愿实施紧急救助行为的救助人，免除其后顾之忧，倡导和培育乐于助人的良好道德风尚。

　　见义勇为历来是中华民族大力倡导和弘扬的崇高道德品质，也是社会主义核心价值观的内在要求。以挽救人的生命为目的的现场救护行为，无疑是一种见义勇为的行为。然而，长期以来，见义勇为虽然在道德层面予以倡导，但在法律层面还有很多模糊不清、难以界定的问题。比如，怎样界定见义勇为，见义勇为过程中造成的损害由谁赔偿，救助人是否免责，等等。在现实中，好心施救的人反而要承担赔偿责任的例子时有发生。2006年发生在江苏南京的彭宇案曾一度引起针对"扶不扶老人"这类问题的社会道德反思；2011年，广东发生的"小悦悦"事件再度将道德大讨论推向高潮，社会对善意救助者反遭诬陷议论不断，这也是人们对于发生在身边的急危重症或意外伤害患者不敢施救的主要原因。

见义勇为在法律事实的定性上，被归类于无因管理。无因管理是指未受他人委托，也无法律上的义务，为避免他人利益受损失而自愿为他人管理事务或提供服务的事实行为。构成条件：①管理人没有法定或约定的义务，也未受本人委托。②管理人从事管理他人事务的事实行为，包括对他人财产或事务的料理、保护、利用、改良、处分、帮助或服务等，至于管理人自己是否受益则在所不问。③管理人具有为他人管理的意思，其目的在于为他人谋利或免使他人利益受损，不具备这一要件者不属于无因管理。根据各国的民法规定，无因管理事实将在管理人与本人之间引起债的关系；本人负有偿付费用并赔偿管理人损失的债务。

许多国家都有鼓励见义勇为的法律规定，比如判例法系的英国、美国，由判例延伸出一系列和见义勇为相关的法律原则。美国的《好撒玛利亚人法》规定：只要在特定情况下伸出援手，不管结果如何，都会被认定为见义勇为，并免除相应的责任。例如，2004年在美国加州，一位名叫亚历山德拉的年轻女子发生车祸被卡在车里动弹不得,被路过的一名叫作丽莎的女子救出,但由于丽莎没有专业的施救技能,导致了亚历山德拉车祸后瘫痪。之后,亚历山德拉将丽莎告上法庭,称丽莎救助疏忽导致她瘫痪,所以丽莎要为她的瘫痪负责。2009 年,加州议会以 75∶0 票通过"好心人免责条款",条款宣布:像丽莎这样因救助他人而致其受到伤害的情况,得以免责。

由 2017 年 3 月 15 日十二届全国人大五次会议通过、于 2017 年 10 月 1 日实施的《中华人民共和国民法总则》(以下简称《民法总则》)被称作中国的"好人法"。其第一百八十三条规定:"因保护他人民事权益使自己受到损害的,由侵权人承担民事责任,受益人可以给予适当补偿。没有侵权人、侵权人逃逸或者无力承担民事责任,受害人请求补偿的,受益人应当给予适当补偿"。第一百八十四条规定:"因自愿实施紧急救助行为造成受助人损害的,救助人不承担民事责任"。这些规定在制度精神上鼓励了见义勇为。其中,第一百八十七条是在《民法总则(草案三次审议稿)》基础上修订而来的,该审议稿第一百八十七条规定:"实施紧急救助行为造成受助人损害的,除有重大过失外,救助人不承担民事责任"。在正式通过的《民法总则》条文中,做出了部分修正:增加了"自愿",删除了"除重大过失外"。这一修改释放了鼓励人们见义勇为的明确信号。

二、现场救护立法对救助人的保护

(一)自愿施救

本条例依据《民法总则》第一百八十三条、第一百八十四条制定，对现场救护中的救助人给予法律保护。因自愿实施紧急救助行为造成受助人损害的，救助人不承担民事责任。

1. 必须有紧急情势。若不实施救助，受助人的生命健康安全将遭受极大损害。

2. 救助者自愿。即救助者实施救助行为并非来自第三人胁迫或者上级命令。

3. 救助行为致受助人损害。该损害可以是人身损害，也可以是财产损害，但应是救助行为引起的损害。

4. 救助人非故意或重大过失。按照无因管理的有关理论，无因管理人在实施管理过程中，因重大过失、故意致被管理人损害的，成立侵权之债。一般过失的，管理人不承担民事责任。

(二) 立法目的

在于鼓励无因管理行为。《民法总则(草案三次审议稿)》曾规定重大过失致受助人损害的，救助人应承担民事责任。正式通过的《民法总则》将有关重大过失的有关文字删除了。《湖南省现场救护条例》沿用了这一规定，这是否意味着救助人不论过错大小，对救助行为造成第三人损害，均不用承担责任呢？不能这样解释。救助人故意致受助人伤害的，应承担民事责任。重大过失致受助人伤害的，也应承担责任，这里可以考虑的是，念及救助行为的利他性，可以减轻救助人的责任。

(三) 法律后果

救助人不承担民事责任。之所以不承担责任，是因为无因管理本身不属于侵权范畴，它只是债的产生原因之一，它强调的是无因管理人的权利保护，而非民事责任。这里表面上涉及的是侵权责任，其真正的规范精神却在于无因管理，旨在鼓励紧急救助。采用的手段是免除救助人的责任，使其在救助时无后顾之忧。

(四) 现场处置

救助人因现场救护产生的交通费、误工费和其他财产损失由保险公司依合同理赔或者由侵权责任人依法赔偿，受助人可以给予适当补偿。该行为的构成要件包括：须为实施了现场救护行为、救助人须受到损害、损害与现场救护行为之间存在因果联系。该行为的法律效果：侵权人承担民事责任，具体责任方式可依照《侵权责任法》第15条的规定处理；受益人可以给予适当补偿。这一规则既为法官提供了裁判准则，也为受益人提供了行为规范。它既可以单独适用，也可以和侵权人承担民事责任并用。单独适用时，应解读为无因管理。并用时，应解读为履行道德义务的赠与。费用由保险公司依合同理赔。

规定受助人及其近亲属不得捏造事实、诬告陷害救助人或者采取非法手段干扰救助人正常生活。同时，规定救助人因现场救护导致的纠纷和诉讼，申请法律援助的，法律援助机构应当为其提供无偿的法律服务。此款是针对因现场救护导致的纠纷和诉讼而对救助人给予的法律保护及援助。

附 录

附录一 湖南省现场救护条例

（2020 年 7 月 30 日湖南省第十三届
人民代表大会常务委员会第十九次会议通过）

第一条 为了增强公民自愿参与现场救护的意识和能力，鼓励和规范现场救护行为，保障公民身体健康和生命安全，根据法律、行政法规的有关规定，结合本省实际，制定本条例。

第二条 本省行政区域内的现场救护及相关培训服务、设备配置、救护保障等，适用本条例。

本条例所称现场救护，是指在医疗区以外发生心脑血管疾病等急危重症或者交通事故、溺水、中毒等意外伤害情况时，在医疗急救机构救护前，现场目击者呼叫医疗急救机构、自愿对患者实施基础性急救或者将患者送往医疗卫生机构救治的行为。

第三条 县级以上人民政府应当加强对现场救护工作的领

导，将现场救护工作作为卫生健康工作内容，并安排经费用于现场救护宣传教育、培训演练、设备配置等。

第四条　县级以上人民政府卫生健康行政部门负责本行政区域现场救护管理工作，推进现场救护基本知识与技能的普及，增强全民参与现场救护的意识和能力；其他有关部门和人民团体在各自职责内做好现场救护相关工作。

红十字会应当依法开展现场救护培训，普及现场救护和卫生健康知识，组织志愿者参与现场救护。

广播、电视、报刊、互联网等媒体应当刊播现场救护公益广告，宣传现场救护基本知识和先进事迹。

第五条　乡镇人民政府、街道办事处应当宣传现场救护基本知识，动员辖区内居民参与现场救护以及相关基本知识与技能培训。

村(居)民委员会应当协助人民政府及其有关部门和医疗卫生机构做好现场救护相关工作。

第六条　鼓励、支持公民、法人和其他组织捐助资金、设备为现场救护提供服务。

支持各级各类医疗卫生机构、医学教育机构、医疗研究机构和应急救援机构等为现场救护提供专业服务。鼓励有条件的医疗卫生机构和其他单位建立急救小屋，为现场救护提供培训、急救等服务。

第七条　省人民政府卫生健康行政部门应当会同省红十字会组织编写现场救护基本知识与技能培训教材，统一培训内容、课时和考核标准。

县级以上人民政府卫生健康行政部门应当会同同级红十字会

编制现场救护基本知识与技能培训中长期规划和年度计划，并分步组织实施。

第八条　县级以上人民政府卫生健康行政部门、红十字会应当定期组织开展现场救护基本知识与技能师资培训。

各级各类医疗卫生机构、医学教育机构、医疗研究机构、应急救援机构等应当按照现场救护年度培训计划的要求，对公共交通工具的司乘人员、教师、导游等公共服务岗位的人员和企业事业单位安全管理人员以及自愿参加培训的人员，开展现场救护基本知识与技能培训，并进行考核，将考核合格的人员纳入县级以上人民政府卫生健康行政部门现场救护基本知识培训信息管理平台。

国家机关、人民团体、企业事业单位和其他组织应当有计划地对本单位或者本系统员工开展现场救护基本知识与技能培训，培训费用从单位资金中安排。

各级各类学校应当将现场救护基本知识与技能纳入教学计划和教师培训计划。小学、初中、高中（含中职学校）每学期应当开展不少于一课时、高等院校（含高职院校）每学期应当开展不少于两课时的现场救护基本知识与技能教学。

第九条　现场救护基本知识与技能培训主要包括以下基础性急救内容：

（一）呼吸心跳骤停的识别、胸外按压和人工呼吸等心肺复苏术；

（二）自动体外除颤仪等急救设备的使用；

（三）气道异物梗阻解除；

（四）创伤止血、包扎，骨折固定；

（五）搬运、护送患者；

（六）中毒的识别、处置和防护；

（七）其他相关知识和技能。

第十条　省人民政府卫生健康行政部门应当制定自动体外除颤仪等急救设备在公共场所的配置标准。

设区的市、自治州和县级人民政府卫生健康行政部门应当根据实际情况，按照合理布点的要求，制定在机场、客运车站、大型商场（超市）、体育运动场馆、人流量大的旅游景区等公共场所以及学校、养老机构等单位配置自动体外除颤仪等急救设备的规划，报本级人民政府批准后实施。鼓励在其他公共场所配置自动体外除颤仪等急救设备。

省人民政府住房和城乡建设行政部门应当根据在新建公共场所预留自动体外除颤仪柜机安装位置的要求，修改和完善本省建筑设计规范。

公共场所经营管理单位应当在急救设备安放位置，标示明显标志、操作说明和路标指引，并定期进行检查、维护、保养。

禁止损毁、侵占自动体外除颤仪等急救设备。

第十一条　县级以上人民政府及其有关部门应当推进现代信息技术在现场救护中的应用，建立包含现场救护基本知识与技能培训人员信息、自动体外除颤仪等急救设备配置安装信息、移动终端使用功能的现场救护智能管理平台，实现与"120"急救系统的联通。

鼓励、支持开发具有地图检索、导航指引、一键呼救等功能的应用软件，为公众提供及时、便利的急救信息服务。

第十二条　鼓励现场目击者发现患者时，及时拨打"120"急救专线电话呼救；发生多人伤亡的突发事件时，在确保自身安全的前提下，配合公安、应急等救援人员实施现场紧急救护或者帮助患者撤离危险区域。

鼓励具有现场救护基本知识与技能的现场目击者，在注意自身安全的前提下，遵循先救命后治伤、先救重后救轻的原则，按照基础性急救的要求对患者进行救护，并利用可及的人力、物力协助救护。

鼓励现场目击者按照就近、就急、满足专业需要、兼顾患者意愿的原则，自愿将患者送至医疗卫生机构救治。

现场目击者是公职人员、医疗卫生人员的，应当积极参与现场救护。

第十三条　医疗急救机构专业人员到达救护现场后，应当向救助人了解受助人的状况和已采取的救护措施等情况。自愿继续参加救护的救助人，应当服从医疗急救人员的安排和调度。

第十四条　鼓励保险公司开发救助人救助保险、救护设施设备损失保险等保险产品，为现场救护提供保险服务。

县级人民政府应当根据实际情况，统一为不特定的现场救护救助人购买救助保险。

第十五条　现场救护过程中，救护车以外的社会车辆运送受助人需要交通疏导的，救助人可以向执勤交警报告，执勤交警应当提供通行方便。

在确保道路交通安全的前提下，前款规定的车辆因现场救护违反交通规则的，事后可以向公安机关交通管理部门提交免予行政处罚的申请。公安机关交通管理部门核查属实的，应当免予行政处罚。

第十六条　救助人的现场救护行为受法律保护。

因自愿实施紧急救助行为造成受助人损害的，救助人不承担民事责任。救助人因现场救护产生的交通费、误工费和其他财产损失由保险公司依合同理赔或者由侵权责任人依法赔偿，受助人可以给予适当补偿。

受助人及其近亲属，不得捏造事实、诬告陷害救助人或者采取非法手段干扰救助人正常生活。

救助人因现场救护导致的纠纷和诉讼，申请法律援助的，法律援助机构应当为其提供无偿的法律服务。

第十七条　救助人、受助人及其近亲属或者有关单位可以按照规定为救助人申报好人、道德模范等荣誉称号或者见义勇为行为。被确认为见义勇为的人员，由县级以上人民政府按照《湖南省见义勇为人员奖励和保护条例》的规定给予表彰、奖励，授予相应的荣誉等。

第十八条　违反本条例规定，损毁、侵占公共场所自动体外除颤仪等急救设备的，由公共场所经营管理单位予以劝阻、制止；造成损毁的，应当依法承担民事责任；违反治安管理的，由公安机关依法给予行政处罚。

第十九条　违反本条例规定，受助人及其近亲属捏造事实、诬告陷害救助人或者采取非法手段干扰救助人正常生活，违反治安管理的，由公安机关依法给予行政处罚。

第二十条　本条例自 2020 年 11 月 1 日起施行。

附录二 现场救护第一目击者行动专家共识

尽管现代医学发展日新月异、诊疗技术与急诊医疗服务体系（emergency medical service system，EMSS）不断改善，但随着社会变迁，老龄化问题日趋严峻，各种急慢性疾病、自然灾害、事故灾难、公共卫生以及社会安全事件日益增多，疾病谱在发生深刻变化。心脑血管疾病和意外伤害已成为居民死亡的主要原因之一，其中最紧急、最严重的心脏骤停（cardiac arrest，CA）80%以上发生在医院外，其黄金急救时间仅4~6分钟，应立即行心肺复苏（cardiopulmonary resuscitation，CPR）。然而当前，即使身处急救网络健全的社区，专业急救人员也很难确保4~6分钟内到达现场施救。因此，现场救护已成为我国EMSS关键而薄弱的一环，难以满足人民群众日益增长的需求，与"健康中国"和"全民小康"的国家战略不相适应，中国老年保健协会第一目击者现场救护专业委员会特制定本专家共识。

一、现场救护三个"一"理念

现场救护是立足于突发伤病现场的抢救，是在医院外环境下，针对家庭、工厂、农村、街道以及交通事故现场等所有出事地点对患者的初步救护。研究证明，一些原本有生存希望的患者失去救治机会，关键是忽视现场救护的重要性，过度依赖专业人员和救护车，坚持先"送"后"救"而不是先"救"后"送"的重要原则。如果在突发伤病与事件的"第一现场"，有受过急救知识训练的"第一目击者"，在"第一时间"实施有效救护，将对挽救生命、减轻伤残起到至关重要的作用，因此，现场救护应强化"三个一"核心理念。

"第一目击者"也可称为第一反应人（First Responder），是指第一个抵达急救现场接受过现场急救培训并获得相关证书的目击者，任何一个社会人，都可以通过急救知识和技能的规范培训与考核，而成为合格的第一目击者。目前，我国合格的第一目击者不足1%，欧美国家则达到30%以上，究其原因是由于我国公众缺乏规范有效的急救培训，旁观者CPR实施率低；另一方面，法律、文化、舆论等多方面因素导致"不会救""不敢救"现象严重。第一目击者现场救护能力是体现一个国家、一个地区和一个城市的文明程度的标志，也是全社会每个公民的基本生存能力，我国与发达国家相比还存在很大的差距，以医院外发生的心源性猝死为例，我国生存率不到1%，远远低于美国12%的水平。

现场救护第一目击者行动是一项需要全社会广泛参与的公益事业，是提升公众现场救护水平、树立自救互救新风、保障人民群众生命安全、实现"健康中国"与"全民小康"国家战略的重要举措。在空间维度上应以"现场安全"为核心，强调第一现场的"风险预控、场景管控、整合联控"的三控方略；在时间维度上以不同突发疾病与事件的"生死时效"为核心，强调第一时间的"精准把控、精益技术、精细管理"的三精方策；在世间维度上以"全面赋能"为核心，强调第一目击者的"社会立德、行动立功、舆论立言"的三立方针。积极推动政府立法、全社会响应、各行业实施，医院引领建立现场救护联盟，构建人人参与、整体联动的全民急救科普与现场急救网络体系。

二、第一现场

第一现场即突发伤病与事件发生的现场，往往形势复杂、情况多样，甚至因现场环境导致的伤害与风险层出不穷，"现场安全"应作为现场救护空间维度的核心，应强化风险预控、环境管控、整体联控的三控方略。

(一)人身风险

1. 环境风险：环境安全隐患直接威胁突发事件现场所有人员的生命并影响救治质量，第一目击者应先排险后救护。应用视觉、听觉、嗅觉评估现场环境有无持续危险因素存在，分辨突发事件是否为气体性、化学性中毒事件，尽快隔绝化学性污染、毒气等，防止毒性气体吸入体内。火灾现场应评估是否会继续扩大或引起爆炸等二次损伤，坠落的电线是否仍带电等；应迅速离开通风不良的现场，避免发生吸入性损伤和窒息等。交通运输事故现场应先设置道路障碍并警示后才能施救。如现场高危因素仍存在，请保持安全距离，避免人员伤害，并立即拨打120、110、119、999等紧急电话。

2. 自我保护：第一目击者应对现场环境、自身救助能力、自我保护能力及客观救助条件进行评估，确认现场无危险后方可进入。疑似传染病时要带好口罩，接触伤者体液、血液要戴好手套或其他保护屏障，操作中避免尖锐物体扎伤自己，救护结束后洗手。对于出血的开放性伤口，血液浸透的绷带不要去除，应添加更多敷料和绷带加压包扎。特殊情况下，如犯罪、自杀现场，伤病者饮酒、服用药物后有恶意行为或处于愤怒情绪时，施救者应保持冷静，拨打120、110、119、999等紧急电话并保持安全距离，切忌进入现场，待其他专业人士(如消防人员、公安人员、急救医师与化学专家组成的救援组)排除危险、确保安全后方可施救。

3. 伤病员安全：对严重受伤或患病的人，最危险的威胁之一是不必要的搬动或活动，除非有紧急危险，如火灾，洪水或有毒气体。随意移动患者可能造成额外的伤害、疼痛，使患者的康复复杂化，甚至引起直接死亡。现场救治的失败或二次创伤常见于未及时实施CPR、开放气道、体外自动除颤仪(automated external defibrillator，AED)除颤，骨伤患者未及时止血包扎固定，造成转运时加重病情，危及患者生命。所以第一现场应分清伤情、病情的轻重缓急，迅速判断致命伤，评估并优先处理对伤病员有生命威胁的情况，迅速有效地实行现场救护。

(二)不同伤害与灾害现场把握

1. 中暑：快速降温是中暑现场救护首要措施，立即将患者撤离高温环境，移至阴凉通风处，室温调至20℃~24℃，使患者平卧并除去全身衣物。物理降温可用常温水喷洒或温湿毛巾擦拭全身皮肤、颈部大血管处、腋下、肘窝、腹股沟等处冷敷可达到迅速降温的效果；可应用风扇，加快蒸发、对流散热；10~15 min测量一次体温、血压、脉搏变化，降温目标：核心体温10~40 min内降至39℃以下，2 h降至38℃以下。若患者失去知觉，可指掐人中、合谷等穴位，使其苏醒。意识清醒者，给予口服500~1000 mL生理盐水，或饮用运动型饮料等。给予人丹或藿香正气口服液服用，风油精或清凉油涂于额部及太阳穴。重症中暑者，必须立即护送至医院诊治，应用担架使患者平卧，转送并持续补液、物理降温处理，严密观察生命体征的变化。

2. 淹溺：淹溺是一种位于液体质中而导致呼吸障碍的过程。淹溺生存链包括五个关键环节：预防、识别、提供漂浮物、脱离水面、现场急救。现场发生淹溺事件，应立刻启动应急程序急救，呼叫援助，包括通知水上救生员或者呼叫110、120。非专业人员不要下水营救，告诉淹溺者抓住从岸边递过去的救援物；若溺水者离岸较远，可扔绳索或提供漂浮的物品；如果必须下水营救，应借助专门的浮力救援设备或用船接近溺水者。不推荐多人手拉手救援，不推荐跳水时将头扎入水中。可在急救调度员指导下对患者进行判断，发现患者无意识无呼吸或仅有濒死呼吸，清理其口鼻内污泥、痰涕，取下假牙，开放气道，给与5次通气，每次吹气超过1秒钟，并能看到胸廓起伏。如果溺水者对初次通气无反应，接下来行胸外心脏按压，若无生命迹象将溺水者放置干燥地区，擦干身体、去除胸毛再使用AED。

3. 洪灾：洪水上涨暂避之地难以自保时，要充分利用救生器材逃生，或就地取材利用门板、桌椅、木床、大块的泡沫等能漂浮的材料扎成筏逃生。若被洪水围困，可利用通讯工具寻求救援；无通讯条件时，想办法向外界发出紧急求助信号，可制造烟火、来回挥动颜色鲜艳的衣物或集体同声呼救。当住宅遭受洪水淹没或围困时，应迅速安排家人向屋顶转移，想办法发出呼救信号；利用竹木等漂浮物转移到安全的地方。同时避免虫蛇咬伤。如果有创伤、淹溺、出血事件，按照原则处理。

4. 冻伤：尽快将患者脱离低温环境，可利用保温毯保护伤者并迅速移入室温为25℃~26℃的温暖环境，祛除潮湿冻结的衣服鞋袜。对于局部冻伤，可用37℃~42℃温水浸泡患部15~30 min，至冻区感觉恢复、皮肤颜色恢复至深红或紫红色、组织变软为止。禁用冷水浸泡、揉搓或火烤伤部，以防冻伤加重；肢体冻伤也可放入身体温暖部位升温。对于全身冻伤，如体温低于20℃，可采用全身浸泡法促进复温，浸泡水温35℃～42℃，浸泡至甲床潮红、肢体有温感为止，使体温在15～30 min内恢复至正常，提醒患者保持清醒。意识清楚的患者，协助其补充热量，如喝热饮；如疼痛剧烈，可服用止痛片。若全身冻伤者出现CA时，需进行CPR。

5. 电击与雷击：立即切断电源，不要用手直接拉触电者，可用竹竿、木棒等绝缘物挑开电线，或戴上绝缘手套或用干燥衣物包在手上切断电源，并拨打120。确定伤者脱离电源后方可靠近。如果伤者衣物着火，可用厚外衣、毛毯等裹住伤者隔绝空气熄灭火焰。若伤者清醒，应让伤者就地平卧不要站立或走动，防止继发性休克或心衰。若伤者处于CA状态迅速行CPR。若损伤面部或颈前区域，伤者出现广泛软组织肿胀，要密切观察生命体征、保持呼吸道通畅。高压电线下有人触电，尽快通知电网有关部门停电，禁止进入10米半径区域，以免救援者触电身亡。雷击伤后确定环境安全后查看伤者并施救。

6. 地震灾害：目击者首先拨打120与119，确认环境安全后根据情况施救：快速清除压在伤者头部、胸腹部的砂土和口中的异物，保持呼吸道通畅；对埋在瓦砾中的幸存者，建立通风孔道防缺氧窒息；从瓦砾中救出伤者后，及时检查伤情，遇颅脑外伤、神志不清、面色苍白、血压下降、大出血等危急状态优先救护，尽快送医；脊柱骨折使用脊柱板搬运保证运送安全；挤压伤综合症伤者应先解除压力，用夹板固定肢体后再搬运，包扎不宜过紧；外伤、四肢骨折后用洁净物品包扎止血、固定。严重烧伤者保持创面清洁并清创包扎，呼吸道烧伤者保证呼吸道通畅，尽快送医。

7. 火灾：迅速脱离火灾现场，以"先救人，后救物"为原则，一边疏散人员（楼房内人员沿楼梯右侧向下逃生），一边按下火灾报警器并拨打119。在确保自身安全前提下使用灭火器、水桶、消防水带等进行扑救。固体物品火灾如木制品、棉织品等，可使用各类灭火器具。液体物品火灾如汽油、柴油、食用油等不能用水扑救，只能使用灭火器、沙土、浸湿的棉被等灭火。如系电力系统引发的火灾，应当先切断电源后扑救；切断电源前，不得使用水等导电性物质灭火。火焰烧伤者立即脱去衣服，无法脱去衣服就地缓慢打滚；尽量减少浓烟吸入防止中毒与窒息；切勿奔跑以免火借风势加重烧伤；勿呼喊以免引起呼吸道烧伤；勿用双手扑打以免手烧伤；可用浸湿的衣被、水直接扑火，或让伤者跳入水中。

8. 烧伤：立即脱离烧伤源，检查危及生命的情况。在疼痛缓解前，用大量冷水冲淋烧伤部位，对大面积烧伤和Ⅲ度烧伤、或烧伤面积超过30%者禁止冷疗，创面覆盖干净敷料，注意保暖并监测体温。禁止强行撕脱粘在烧伤区域的衣物，严重烧伤者禁止破坏水泡或在清洁创面使用软膏。化学物质烧伤严重程度与酸碱性质、浓度及接触时间有关，应立即用大量清水冲洗至少30 min，头面部烧伤冲洗应注意保护眼睛，观察有无角膜损伤并优先冲洗，冲洗时保持伤眼在下。干燥化学物质引起的烧伤，应戴上手套用毛巾擦掉化学物质，去除受污染的衣物，用有压力的大量冷水冲洗烧伤部位至少20 min，防止化学物质溅落皮肤；防止化学物质吸入损害气道。

9. 交通事故：交通事故在伤后 5 min 内给予救命性措施，伤后 30 min 内给予医疗急救，18%～25% 患者的生命可以挽救。交通事故首先判断现场是否安全，如油箱是否漏油、有无溜车、追尾等危险因素。接着判断伤情，疏散轻伤员远离事故现场，对于卡在车内且意识清醒的伤员，迅速报警，由 122 交通事故报警台派交警认定交通事故责任和 119 火警报警台出动破拆工具和技术人员利用工具将伤员救出。对 CA 伤者应就地救护，少搬动，立即行 CPR。对发生内脏破裂出血导致休克、循环功能障碍者，应迅速判断致命伤，保持呼吸道通畅、迅速止血防休克。怀疑颈椎损伤及四肢骨折，应先固定颈部，然后固定四肢。对于遭受无生存机会的创伤患者，如断首或半体切除患者、三度烧伤达到身体表面 95% 以上者，可不进行复苏。

10. 踩踏事件：立即拨打 120、110 向政府部门报告。维持现场秩序，散开围观人群，利用人体麦克法阻止人群继续向前拥挤，即发现有人倒下，立即高声呼叫"后退、后退"，其他人听到呼叫后跟着连续大声呼喊"后退、后退"，随着呼喊的人员增多，声音逐渐扩大，后面的人听到后，停止继续前行，这样避免再次有人被推倒，已经倒下的人也可以通过这个环节站起来，避免再次踩踏发生。发现伤者应保持现场安静和空气流通，避免伤员受凉，紧急有序撤离并就地评估伤势，避免不必要的搬动。移动压在上面的伤员时采取水平搬抬法；疑有颈椎损伤，注意头颈与躯体的中立位，不要使颈部扭曲和屈曲。未接受过紧急救护知识和技能训练者不可搬抬伤员，不规范的搬动可能造成颈椎或腰椎的二次损伤。对于 CA 者，在确认现场安全后立即行 CPR。对于存活的伤员，按要求止血、固定，妥善处理挤压综合征（crush syndrom，CS），尽快送医。安抚伤员，让其放松，做好心理护理，避免伤员受凉。

（三）不同人群现场把握

1. 儿童：意外伤害为 0～14 岁少年儿童的"第一杀手"，主要有擦伤、切割伤、撕裂伤、刺伤、跌落伤、挤压伤等，其中跌落伤发生率居首位，根据受伤类型进行急救处理。当患儿的意识、呼吸、循环等出现障碍危及生命时，立即拨打急救电话，必要时实施 CPR。头部、胸部、骨盆、四肢等部位受伤则进行相应急救处理，合理安置体位。对首次发生热性惊厥，癫痫发作持续时间超过 5 min 或反复发作，或癫痫发作后体温迅速升高要拨打急救电话。为避免车祸伤，儿童乘车时，应坐安全座椅或坐于汽车后座并系上安全带。

2. 紧急分娩：立即拨打 120 并提供重要信息，包括产妇姓名、年龄和预产日期、疼痛持续时间、是否为首次分娩。安抚产妇，帮助其保持冷静，等待救援人员到达。在产妇腹部与下方铺上干净的布单，协助产妇曲膝，双腿分开等待分娩，注意保护隐私。不要让产妇起身或进入浴室；不要将产妇的膝盖并放一起，以免减慢生育过程甚至导致婴儿伤害；严禁将手指伸入阴道内拉扯新生儿。分娩过程避免接触体液，尽可能戴一次性手套和防护眼镜。新生儿湿滑，接住并擦干新生儿皮肤后用干净的毛巾包裹保温。

3. 老年人：随着年龄增长老年人的身体器官以不同的速度退化，肺炎和其他肺部疾病风险增高；心脏功能、听力、视力与反应能力下降，出现运动障碍等。老年人常见突发疾病有心绞痛、心肌梗死、脑卒中等，常见意外伤害有烫伤、骨折、气道梗阻等，第一目击者应现场识别后酌情处理。与老人交流应使用尊称，老人站立时需要扶持并缓慢移动防止跌倒，了解老人常服药物及既往病史，并提供给急救人员，以便于严重疾病隐匿症状的识别。

4. 残疾人：残疾人是指在心理、生理、人体结构上，某种组织、功能丧失或者不正常，全部或者部分丧失以正常方式从事某种活动能力的人。伤病现场应主动询问残疾人是否需要帮助，并寻找能提供帮助的同伴。救护时不应移除伤者牙套、眼镜、助听器，手杖及其他物理支撑物品。残障人士可能有服务性动物如导盲犬，应留在身边保护主人以让其放心。听力困难者可利用助听器与手语沟通，行走移动时需在身旁扶握，提醒避开障碍物。语言障碍患者应以正常语气慢速说话、或通过手势和面部表情进行非语言沟通。精神心理障碍者应加强沟通以获得信任。若患者有疼痛，尽量明确疼痛部位，了解既往史与相关信息并提供给急救人员。某些类型的精神病患者将救助误解为敌对行为，救护者应避免将自身陷于险境，立即拨打120，将患者的位置与行为详细报告给紧急救援人员。

5. 知情同意与终止施救：伤病患者作为社会个体，自己有权决定是否接受紧急救助。不要救治一个拒绝施救的人，如果患者中途拒绝救护应立即停止，打电话给120求助。如果是无意识或无法做出反应的成年人无法表达许可，包括一些精神障碍、严重创伤或危重症患者，以默示同意处理。如果是意识清楚的儿童或婴儿，须取得父母或监护的许可；如果父母或监护人不在场则默认为同意；如果他们在场但不同意救治应停止救护，拨打 120 急救电话。在情况允许的情况下，第一目击者可与伤者进行沟通并取得患者知情同意，为避免纠纷留下视频等证据。第一目击者在以下情况可以终止施救：心肺复苏成功；专业急救员接管患者；第一目击者已无力继续施救；现场不安全。

(四) 群体事件

面对突发公共事件导致大批伤员的现场救护，早期复苏和有序、有效的救治可大大降低死亡率和伤残率。现场应立即调动当地社区或单位应急救护资源，组织现场不同功能、不同层次的团队成员，统一指挥、分工协作。无论自然灾害还是人为灾害发生后，会有成百上千甚至更多的人伤亡。此时医疗救援力量往往有限，检伤分类尤为重要，必须进行当场类选，合理分配医疗资源。检伤分类是灾害医学的重要组成部分，是开展应急医疗救援的首要环节。检伤分类时应首先快速对现场伤亡人数、伤情轻重和发展趋势做出全面正确的评估，准确及时地向有关部门汇报灾情；同时，保护现场，采用不同颜色彩旗做好标志分区：红旗区为危重症患者；黄旗区为中重伤患者；绿旗区为轻伤患者；黑旗区为死亡人员。其次，按照"先救命、后治病、先重后轻、先急后缓"的原则，进行快速检伤分类并做好标记：Ⅰ类用红色标志带，为危重伤患者应立即抢救；Ⅱ类用黄色标志带，为中重伤患者应优先抢救；Ⅲ类用绿色标志带，为轻伤患者其次救治；Ⅳ类用黑色标志带，为致命伤或者死亡患者，按规定程序对死者进行处理。

三、第一时间

"第一时间"是指院外常见急性威胁生命的疾病与事件决定生死的最佳救治时效,包括判断识别、紧急呼救和初步急救,从时间维度上强调"时间就是生命"。"第一时间"仅是一切伤病急救的开始和基础,也是急救链上独立而关键的环节,其质量优劣直接决定患者生存与否,任何失误和延误均可导致不良预后。

(一)快速判断

正确地判断和评估病情才能使现场救护有的放矢。研究表明,5%～15%的受伤者属于危重患者,其中5%的人需立即采取抢救措施,因此对疾病的严重性、复杂性的判断至关重要。

1. 初步评估:第一目击者应迅速通过周围的环境、人员、受伤的部位等判断受伤原因及病情。清醒的患者应通过交流了解突发意外伤害的原因及情况,意识不清或昏迷者则通过旁观者、家属或查看是否携带病历信息卡片等发现线索初步判断。

2. 判断患者意识:观察患者的意识、呼吸、脉搏、心跳、肢体的活动度,面色及皮肤颜色与温度改变等判断伤员损伤程度,轻拍患者肩部并大声呼叫"您怎么了"评估患者的反应。

3. 判断呼吸和脉搏:直接观察胸部或上腹部有无起伏可判断患者的呼吸状况;也可以通过听患者口、鼻有无呼吸音或用面颊感觉有无气流的吹拂感等方法来参考判断,非医务人员只判断呼吸,时间限定在5～10 s。

4. 检查颈动脉搏动:现场如有医务人员,同时检查患者颈动脉搏动,急救人员一手食指和中指并拢,在甲状软骨旁开0.5～

1.0 cm 处，至胸锁乳突肌内侧缘凹陷处即可触及颈动脉。

(二)紧急呼救

发现患者无反应、无意识及无呼吸，要紧急呼救，施救者立即或指派现场某人拨打 120 急救电话。

1. 定位准确：伤病员所处的街道、小区名称和楼栋及门牌号码，或者毗邻的特征性标志物等详细位置。若为高速公路事故，务必讲明车辆朝向哪个方向，大约在多少公里处。

2. 确定伤病员情况：包括症状、人数、诱因等有价值的信息。

3. 保持畅通联络：不要轻易挂断急救电话，有条件者可在指挥中心调度员指引下实施高质量的心肺复苏或其他急救措施，一旦救护车到达迅速引至现场。

4. 协同报警：遇不明原因的伤害或车祸时拨打 110 或 122 报警，有些地区已试行系统联动机制的可协同报警。实现互联网与手机 APP 求救并启动社会应急力量，能够缩短互救时间，提高患者生存率。

(三)初步急救

初步急救时间是决定现场救护效果的关键。心跳呼吸骤停的黄金时间是 4 ~ 6 min，"白金十分钟"是决定创伤急救成功率的关键时间。气道异物阻塞如不立即解除，在 4 ~ 7 min 内可引起呼吸心跳骤停；淹溺从发生到死亡平均为 4 ~ 10 min；食物中毒须在 1 ~ 2 h 内催吐，阻止吸收毒物；毒蛇咬伤后，毒素 3 ~ 5 分钟即被吸收，伤者应立即进行绑扎伤肢、冲洗伤口、局部降温、切开排毒等处理。

1. 胸痛与急性冠脉综合征（acute coronary syndromes，ACS）：ACS 是指冠状动脉内不稳定的粥样斑块破裂或糜烂引起血栓形成所导致的心脏急性缺血综合征，涵盖 ST 段抬高型心肌梗死（st-segment elevated myocardial infarction，STEMI）、非 ST 段抬高型心肌梗死（non-st segment elevation myocardial infarction，NSTEMI）和不稳定性心绞痛（unstable angina，UA）。识别 ACS 患者表现为心前区剧烈疼痛或伴有濒死感，同时出现大汗淋漓、恶心呕吐、焦虑紧张等临床表现后，应告知患者立即停止活动、休息，尽早向急救中心呼救。如患者无明显呼吸困难和心功能不全，应迅速将其置于半卧位（30°角），以减少心肌耗氧量；如存在心功能不全或急性肺水肿，应置于半坐位或坐位，必要时可使双腿下垂，以减少回心血量；意识障碍者，应置于侧卧位，防止误吸。对无禁忌证的 ACS 患者，第一目击者可以立即帮助舌下含服 1 片硝酸甘油，根据患者体重选择服用 150～300 mg 阿司匹林片。重点观察心跳、呼吸和意识等生命体征；判断为 CA 患者应立即 CPR；发生心室颤动者，应及早用 AED 除颤。

2. 卒中：包括缺血性和出血性卒中，是由于脑部血管阻塞或血管突然破裂导致血液不能流入大脑而引起脑组织损伤的急性脑血管疾病。急性缺血性卒中（acute ischemic stroke，AIS）早期管理需强化 Detection（发现）、Dispatch（派遣）、Delivery（转运）三个环节，它们是影响卒中患者治疗与预后的独立因素。发现是现场救护第一道环节，应强化公众对卒中认知的健康教育，采用辛辛那提院前脑卒中识别评分量表（CPSS）、洛杉矶院前卒中量表（LAPSS）等识别工具教育公众及时识别早期卒中症状，知晓再灌注治疗的时间紧迫性并及时拨打120急救电话。卒中患者表现为口角歪斜、一侧肢体无力或麻木、言语不清或理解语言困难、双眼向一侧凝视等。发现以上突发症状，应拨打急救电话，帮助患者仰卧，头偏一侧，头肩部垫高，有助于脑血流和脑灌注压的改善同时防止痰液或呕吐物堵塞气道引起窒息。如果患者口鼻中有呕吐物，应设法清理，保持呼吸道通畅。观察患者生命体征及意识，若有手电筒可观察患者双侧瞳孔是否等大等圆。意识清醒者，应安慰患者与家属缓解其紧张情绪。在急救人员尚未到达之前，切勿擅自给患者服用药物。

3. 休克：是机体遭受强烈的致病因素侵袭后，由于有效循环血量锐减，组织血流灌注广泛、持续、显著减少，致全身微循环功能不良，生命重要器官严重障碍的综合征。不及时纠正会导致进行性细胞损伤、多器官功能衰竭而死亡。休克患者常表现为肢端湿冷、皮肤苍白、脉搏细速、呼吸困难、嗜睡、昏迷、神志淡漠等，第一目击者发现伤病员出现上述表现时应立即抢救。如因外伤出血导致失血性休克，须直接压迫止血，不建议采用在止血点附近按压和抬高肢体的方法止血。当直接按压对严重或危及生命的出血无效时，可考虑使用止血敷料覆盖后按压，但要求急救人员要了解使用指征和正确使用的方法。

协助患者处于舒适体位并抬高下肢20°~30°，以增加回心血量改善脑部供血。体温过低的休克患者加盖衣被或保温毯保暖。高热的感染性休克患者应给予降温。观察患者的神志、呼吸、血压及脉搏变化。口渴时，不要给患者大量喝水，以保持胃排空利于手术顺利进行。有条件者紧急建立静脉通道，CA者，立即实施CPR，联络急救系统，等待救援。

4. 糖尿病昏迷：高血糖与低血糖是糖尿病昏迷的主要原因。难以判断原因时按照昏迷一般原则急救。对清醒的糖尿病急症患者无论由于低血糖症，还是无法判断急症是否因为低或高血糖症，鼓励进食甜食或是糖水。立即拨打 120 急救电话，协助患者平卧，抬高下颌，解开衣领，保持气道通畅，注意保暖。呕吐时让患者置于侧卧位防误吸，记录呕吐物的颜色、量，便于就医后医生制定诊疗计划。患者发生低血糖常伴有心慌、头晕、饥饿，伴手抖、冒冷汗等症状，病情进一步发展出现烦躁、抽搐、精神失常，最终昏迷。血糖仪监测血糖低于 3.9 mmol/L 即为低血糖，对于神志清楚的低血糖患者，立即口服 10～15 g 含糖饮料或食品；过量的糖导致血糖上升过快对控制高血糖无益。10～15 min 后复测血糖低于 3.9 mmol/L，继续以上方法处理。如血糖高于 3.9 mmol/L，或肢端回暖，神志恢复等，说明患者低血糖得到缓解。如果症状恶化或症状持续，启动急救服务。高血糖危象包括糖尿病酮症酸中毒（DKA）和高血糖高渗性综合征（HHS），是可能危及生命的急性并发症。当患者血糖值>13.9 mmol/L 时警防高血糖危象，患者常表现为口渴、恶心、呕吐、脱水、皮肤口唇干燥，呼出气体有烂苹果味。若患者神志清醒，协助大量饮用生理盐水或白开水，同时记录饮水量、尿量。

5. 过敏症：为一种严重的、可危及生命的全身性或系统性超敏反应，其特点是迅速发展并导致可危及生命的气道和(或)呼吸和(或)循环问题，通常还伴随皮肤和黏膜的变化。皮肤过敏表现为荨麻疹、湿疹、血管神经性水肿，可由药物、羽毛、花粉、油漆等引起；消化道过敏为食入含过敏原的食物，表现为恶心、呕吐、腹痛、腹泻等；呼吸道过敏，如过敏性哮喘及鼻炎。现场救护第一步是切断过敏原，如蜜蜂或黄蜂蜇伤后应取出毒刺。协助患者取舒适体位，呼吸窘迫者采取坐位；伴有循环系统不稳定者取仰卧位并抬高下肢促进循环；怀孕患者应左侧卧位并抬高下肢；对无意识的患者将其侧卧，保持呼吸道通畅，为建立人工气道做准备。过敏反应引起 CA 时应立即 CPR。在急救小组到达之前，密切观察患者呼吸、意识及生命体征，协助患者服用抗组胺药物。

6. 晕厥：各种原因引起的突发的一过性大脑供血或供氧不足所致的综合征。特点为发生快，消失快，数秒后或调整姿势后可自行恢复。晕厥患者常伴有面色苍白、出汗、发绀、呕吐、大小便失禁等临床表现，救护者识别后立即将患者置于通风、凉爽舒适的地方，协助患者平卧位，下肢相对抬高，几秒钟或经调整姿势即可恢复(心脏原因导致的晕厥，如阿斯综合征除外，这种情况应立即 CPR)。伴呕吐者应将患者置于侧卧位，防止呕吐物窒息。同时松开衣领，观察患者呼吸；判断晕厥的原因，如是否直立过久、劳累、气温、服药史等，针对病因酌情处理。

7. 癫痫发作：是大脑神经元突发性异常放电，导致短暂的大脑功能障碍。发现患者突然意识丧失、两目上翻、瞳孔放大、牙关紧闭、大小便失禁、面部苍白或青紫、口吐白沫，可有羊或猪叫声，应立即协助患者顺势躺下，迅速移开周围物品，防止摔伤、碰伤。解开衣服去除领带，保持呼吸道通畅。癫痫发作时，切忌用力按压患者抽搐肢体，以免造成骨折和肌肉拉伤，切忌将任何物体放入患者口中，以免引起牙齿损伤或误吸。癫痫发作一般在 5 min 之内都可以自行缓解，如果连续发作或频繁发作应立即送医。

8. 哮喘：是指喘息、气促、咳嗽、胸闷等症状突然发生，或原有症状急剧加重，伴有呼吸困难，以呼气流量降低为其特征。立即协助取坐位，帮助患者松开颈部或腹部紧身衣物，并吸入速效支气管舒张剂或福莫特罗低剂量 ICS 联合制剂。速效支气管舒张剂以 $\beta_2 \sim$ 受体激动剂（short-acting beta2-agonists，SABA）为首选药物。SABA 的初始剂量为 $2 \sim 4$ 喷，每 20 分钟吸入 1 次，1h 后观察治疗反应。轻度急性发作可调整每 $3 \sim 4$ h $2 \sim 4$ 喷，中度急性发作每 $1 \sim 2$ h $6 \sim 10$ 喷，直到症状缓解，记录给药时间和患者变化状况。协助患者进行家庭氧疗，初始可为高流量吸氧，应根据血氧饱度监测调整吸氧浓度，维持 SPO_2 在 93% $\sim$ 95% 即可。若病情未见明显好转或持续恶化，需急诊入院治疗。

9. 急性中毒：是指人体在短时间内接触毒物或超过中毒量的药物后，机体产生的一系列病理生理变化及其临床表现，严重者出现多器官功能衰竭甚至危及生命。表现为恶心呕吐、头昏，随后出现惊厥、抽搐、呼吸困难、呼出气体及其排泄物的气味及颜色特殊改变、发绀、休克甚至呼吸、心脏骤停等一系列表现。立即协助患者脱离染毒环境，判断生命体征，对 CA 者立即行 CPR。对于存在呼吸道梗阻的患者，清理呼吸道并开放气道。协助迅速脱去污染衣物，用清水清洗皮肤；对于可能经皮肤吸收毒物的中毒者要充分清洗，选择适当中和剂中和处理。若毒物遇水能发生反应，应先用干布抹去沾染的毒物后再用清水冲洗，避免使用热水增加毒物吸收。消化道途径中毒如无禁忌证，现场可考虑催吐，对于怀疑吞服腐蚀性强的化学物质，均不可催吐，防止反复腐蚀导致严重后果，第一目击者应立即呼叫 120、110，带上呕吐物或可疑化学物质，送院治疗。若患者有意识，仔细询问以获得更多信息；若患者自行吞食毒药，试着找出毒药的种类、数量、服毒时间；若患者口中有呕吐物，留存送医鉴定。不清楚中毒毒物时，应禁食。

10. 毒蛇咬伤：应告知患者立即停止伤肢的活动，取下所有首饰，并去掉紧身衣物防止肿胀发生。协助患者取合适体位，确保被咬伤的部位比心脏位置低，避免毒素扩散。受伤肢体尽可能保持静止不动，或用无弹性绷带包扎整个被咬肢体将其固定。不要吮吸伤口试图吸出毒液，这样会对施救者带来伤害。偏远地区和荒野环境，受过专门训练的急救员可以采用局部压迫方法。绑扎的程度以能减慢淋巴系统、静脉血的回流，又不妨碍动脉血的供应、松紧以一根手指可以轻易地通过为宜。绑扎后，保持伤肢静止和低于心脏，检查受伤周围部位的感觉、温度、颜色；同时每30 min松解1次，每次放松2～3 min，以免造成组织缺血坏死。安抚患者避免情绪激动和恐惧。

11. 伤口：开放性伤口要妥善包扎，预防和减少伤口污染。优先包扎头部、胸部、腹部伤口，再包扎四肢伤口。若患者为开放性气胸，应协助患者取坐位并向患侧倾斜，立即封闭伤口，防止形成张力性气胸，并保持呼吸道通畅，严密观察呼吸情况，并拨打120。对于连枷胸的大面积胸壁软化、凹陷、反常呼吸患者，立即用敷料、沙袋或衣物置于软化区，加压包扎。前壁心前区的穿透伤，伤口鲜血外溢，不应包扎伤口。腹部闭合性损伤多见于钝器伤后，腹腔内脏器官内出血或胆汁、胃内容物进入腹腔，引起弥漫性腹膜炎、休克等。对患者制动，告知其活动风险。协助取侧卧位或仰卧位，将皮带、纽扣松解，昏迷患者清除口鼻粘液、血液和其他分泌物，保持呼吸道通畅。开放性腹腔损伤多为锐器创伤后，常伴有肠管从腹腔内脱出，禁止还纳肠管。可用干净的保鲜膜保护脱出的肠管，防止肠管干燥，然后用干净的相应大的容器扣住已脱出的肠管，再用超过容器大小的宽带将容器固定在腹部，双膝屈曲垫起，以放松腹壁肌肉，降低腹压，嘱其缓慢呼吸，不要用力咳嗽防肠管继续脱出。取出患者身边锐器以免损伤肢体，禁食禁饮以免加大手术难度。观察患者神志、脉搏、呼吸等变化，保暖，等待救援。

四、第一目击者

(一)急救技能

1. CPR：确定伤病员心跳呼吸骤停后，将伤员仰卧于硬平面上，施救者位于其旁侧。胸外按压部位在胸骨下半段，胸骨正中间。记住按压位置，下次按压选择同一位置，以节省按压间隙时间。按压手法：施救者用一只手掌根部置于按压部位，另一手掌根部叠放其上，双手十指紧扣，以掌根部为着力点进行按压。有效的胸外按压必须快速、持续、有力。要求施救者肩、肘、腕位于同一轴线上，与患者身体平面垂直，用上身重力按压。胸外按压频率为 100 ~ 120 次/min，按压深度成人为 5 ~ 6 cm，儿童为 5 cm，婴儿为 4 cm，或≥1/3 胸部前后径。每次按压保证胸廓充分回弹，按压暂停间隙施救者不可双手倚靠患者，放松时手掌不离开胸壁，按压与放松时间相同。非医务人员未经过 CPR 培训可仅进行单纯胸外按压，也可在急救调度员指导下操作直至使用 AED。所有经过培训的非医务人员至少应进行胸外按压，如果有能力进行人工呼吸，应按照胸外按压：人工呼吸为 30∶2 进行。研究证实单纯胸外按压 CPR 与同时进行按压和人工呼吸的 CPR

比较存活率无显著差异。建议婴儿及儿童心脏骤停时应进行胸外按压联合人工呼吸的心肺复苏，如旁观者不愿或不能为婴儿及儿童进行人工呼吸，推荐进行单纯胸外按压。中断胸外按压以触摸脉搏或者进行检查自主循环的恢复（ROSC），会危害到生命器官的灌注。因此对于专业急救人员，如需更换按压或适当的中断按压（如取来 AED）时，每次轮换要在 5 秒钟内完成。非专业人员不能中断胸外心脏按压，而应进行持续的 CPR 直至 AED 到达或 EMS 人员接手 CPR。对于在灾害、创伤现场等特殊情况，伤员有胸外按压禁忌症时，可以采取腹部提压 CPR，即采用腹部提压心肺复苏仪对腹部进行提拉与按压建立有效的循环和呼吸支持。腹部提压 CPR 与单纯胸外按压 CPR 协同在完善高质量 CPR 中发挥重要作用。停止心肺复苏指征：伤病员颈动脉搏动恢复；自主呼吸逐渐恢复；周围环境变得不安全；施救者过于劳累，以至于操作不达标或可能对伤病员造成再次伤害。

2. AED 除颤：如果施救者判断伤病员出现 CA 且现场有 AED，应尽早使用 AED；如果现场有 2 名以上施救者，一人进行 CPR，另一人取来 AED。AED 操作步骤：①打开 AED 盖，根据语音提示操作，开机。②将电极板准确地贴在患者裸露的胸部，装有植入性复律除颤仪的患者应将 AED 贴片避开植入装置。③离开患者，让 AED 分析心律。④如 AED 建议电击，施救者大声警告"离开"，确定已无人接触患者后按"电击"键。⑤如无需电击以及电击完成后，请立即从胸外按压开始，进行心肺复苏。⑥约 5 个心肺复苏循环或 2 min 后，AED 会提示重复步骤③和④。对小于 8 岁的儿童除颤建议使用儿科剂量减量系统，大于等于 8 岁的患儿使用普通 AED。在心脏猝死发生的 1 min 内进行电除颤，存活机会可达90%，但每延误1 min抢救成功率降低7%～10%。

3. 海姆立克法(Heimlich)即腹部冲击法：海姆立克法是利用肺部残留气体，形成气流冲出异物的方法。成人气道异物梗阻后，施救者站立在患者背后，双手臂环抱其腰部，让伤病员弯腰，头向前倾，保持头低胸高位。施救者一手握拳，将拇指顶住患者腹部正中线，肚脐与剑突连线中点处。另一首紧握在握拳手之上，快速用力向后上方挤压患者腹部，约每秒挤压一次，直到排出异物。如没有旁人，患者可自救，自行弯腰靠于已固定水平物体边缘(如椅背、扶手栏杆等)，快速向上冲击式压迫上腹部，直到异物排出。孕妇气道异物阻塞的处理方法：清醒状态下可进行胸部冲击。对于昏迷或CA的孕妇，如果宫底高度超过肚脐水平，在进行CPR时，需徒手将子宫向左移位，以便使下腔静脉血液回流到心脏。一岁以内的婴儿行海姆立克法，施救者将婴儿面朝下，使其身体放置在手臂上并倚靠在膝盖上。施救者手臂贴着前胸，大拇指和其余四指分别卡在下颌骨位置，另一只手在婴儿背上两肩胛骨间拍5次。再将婴儿翻正，在婴儿胸骨下半段，用食指及中指压胸5次，直到异物吐出。对于能有效咳嗽的儿童，提示气道未完全阻塞，应鼓励其咳出堵塞物，因为咳嗽比任何冲击法更有效。如果咳嗽力度越来越差且不能发声，提示气道梗阻严重，检查其意识是否清醒。意识清醒则采用海姆立克急救法。若意识不清醒提示CA，立即启动CPR。不建议在真人身上练习腹部冲击法，因为过强有力使用海姆立克急救法后可出现腹主动脉分离和创伤性剥离，视网膜脱离，肋骨骨折和腹腔脏器破裂，以及膈肌、空肠、肝脏、食道和胃的破裂等并发症。

4. 止血：创伤止血技术是外伤急救技术之首，有效止血可减少出血，保存有效的血容量，防止发生休克。应根据伤口具体情况选择不同的止血法，其中最常用的方法为加压包扎法，用敷料盖住伤口，辅以绷带加压包扎。急救员可通过给予直接压迫来制止外部的出血，不推荐使用压迫止血点和抬高患肢止血。

5. 包扎：快速、准确地将伤口用尼龙网套、自粘带、绷带、纱布、三角巾或其他现场可利用的布料包扎，是外伤救护的重要环节。它可起到压迫止血、保护伤口、防止进一步污染、固定骨折与关节、减轻疼痛等作用。现场救护时施救者需带防护手套，如果没有手套，建议用塑料袋保护自己。

6. 固定：固定是为了防止骨折端活动刺伤血管、神经等周围组织造成继发性损伤，减少疼痛，便于搬动。固定时要根据现场的条件以及骨折的部位采取不同的固定方式。固定一定要牢固，不能过松或者过紧。在骨折的关节突出处要用衬垫，以此来加强固定和防止皮肤受到压伤。

7. 搬运：针对不能行走的下肢、躯干骨折，脑和内脏损伤的伤员，尤其是颈胸腰椎骨折脱位伤员，需要迅速、及时、安全运送到医院。伤员搬运技术包括徒手法与机械法。徒手搬运包括：①扶行法：适合那些没有骨折，伤势不重，能自行行走、神志清醒的伤员。②背负法：适用于老幼、体轻、神志清醒的伤员。如有上、下肢及脊柱骨折不能用此法。③爬行法：适用于狭窄空间或浓烟的环境下。④抱持法：适于年幼或体轻、无骨折且伤势不重的伤员。如有脊柱或大腿骨折禁用此法。机械搬运法应使用脊柱板或铲式担架等硬质担架或木板搬运，防止受伤脊柱弯曲、扭转或暴力牵拉。

(二)院前院后链接

在现场急救中,通过现场与急救系统主动联系、预报病情、早做准备、多方互动,实现救护现场、急救车、120指挥中心和接诊网络医院之间信息互联互通十分重要。将患者生命体征数据、健康档案数据共享,及时将现场信息反馈给急救医疗指挥部、负责转送的医务人员与120指挥中心,利于急救系统有效指挥现场救护,并通知医院做好接收患者和再次出车的准备,使急诊绿色通道更加畅通,实现救治过程院前院后无缝链接。信息化、网络化、整体化的无缝连接现场救治新模式,能缩短患者获得确定性治疗的时间,降低院前急救死亡率和残障率,确保群体事件伤病员安全,提高地方政府应对突发事件的医学救援能力。

五、培训教育

"全民参与"是提升我国第一目击者现场救护能力与水平的终极策略。在政府政策与资金支持下,利用学术团体、社会组织、志愿者团体、公益组织、企事业单位的优质资源,充分发挥红十字会、专业协会、医疗卫生机构急救专业的技术优势,各级卫生健康委员会承担起监督管理职能,大型公立医院发挥主体作用,广泛培训急救导师与公众,多渠道开展全面、持续的急救科学普及。

(一)对象与内容

1. 培训对象:培训人员应以警察、消防员、飞机乘务员、导游、游泳场馆救生员、机动车驾驶员及教练、矿山抢险人员、救护车驾驶员、交通民警、学生、军人、大型场所工作人员、大型交通工具工作人员等为主体，因为这些群体通常是心搏、呼吸骤停发生时现场的第一目击者。以不同层级的导师为基础带动实施社会公众、广大志愿者的急救培训，快速推进全民急救科学普及。急救培训导师分为课程导师、主任导师及区域性主任导师，一次性高分通过理论与操作课程培训与考核的医护人员才能被授予相应导师资格。区域性主任导师为高水平培训师资，培训主任导师；主任导师培训课程导师；课程导师培训学员、志愿者与公众。分层级、规范化的导师制培训保证了培训方法、内容、流程及评价的标准化与同质化。

2. 内容模块：公众与志愿者培训内容包括成人心肺复苏、胸外按压、口对口人工呼吸、口对面罩人工呼吸、胸外按压与人工呼吸（CPR）、AED 的使用、评估与呼叫帮助、单人心肺复苏与体外除颤仪的使用、儿童心肺复苏与 AED 的使用、气道异物梗阻的解除、心脏病发作的急救，并根据公众需求进行淹溺、中毒、灾害逃生、常见内科急症、意外伤害、创伤现场的急救等常见急救知识的培训。培训导师课程在公众课程基础上加深，并增设了人工气道、循环支持、灾难处置与应急管理的理论课程，海姆立克急救法、人工气道与梗阻、出血处理、催吐洗胃、蛇咬伤等操作技能，融入了领导力和团队合作原则的强化培训，以提升实际抢救水平和能力。主任导师课程在导师课程基础上进一步加深，包括高级生命支持、授课技能、课程开发设计、公众急救心理研究等师资培养课程，提高其整体素质。先进的急救培训理念更强调安全意识、定位意识、团队精神和志愿精神的培养。

3. 考核与评估：培训的目标就是实战，公众与志愿者培训以能够正确实施 CPR 和创伤四项操作作为最基本的资质考核要求。急救培训一定要确保培训时间充足。第一轮培训完成后,至少 6 个月需要复训,可采用整体的培训方法,培训内容包括胸外心脏按压深度、频率、胸廓完全回弹。通过初步培训、反复的练习和指导,有助于提升培训效果,从而巩固 CPR 急救知识和技能,使其成为合格的"第一目击者"。

4. 创新培训方法:包括网络平台、新媒体、移动设备应用(APP)。对于专业人员而言,以团队形式实施的,使用社会学习理论能有效帮助公众实现所期望的急救知识、技能和态度,为临床实践的首选。鼓励运用科学、先进的培训方法(例如模拟培训教育等),利用各类仿真模型、虚拟教学培训系统、CPR 反馈装置等现代科技手段提高操作技能培训的质量和效果。

(二)培训场地

以建设急救科普社区站如"急救小屋"为载体,开展示范社区活动,逐步构建民众急救科学普及网络。急救科普社区站主要功能有:免费供民众体验急救设备、器材,观看急救宣传片,发放培训手册,学习如何正确拨打 120 急救电话,并通过模拟情景意外事故、灾难避险中的 CPR、创伤救护、AED 使用等技能。科普站要求有容纳一定数量学员的固定场地、有一定数量的培训导师、有定期开展急救培训的设施设备与场地条件。科普站要做到四定:定时开放、定时布局、定人管理、设备固定。

(三)培训形式

以急救科普"五进"为切入点,进企业、进学校、进机关、进社区、进农村。与企业的安全生产相结合，为企业员工、大型工地安全管理人员和一线作业人员开展事故灾害现场紧急救援知识讲座，安排医疗救援专家为工地提供工伤事故急救绿色通道服务。与教育主管部门合作，深入大、中、小学，将急救知识作为国民必修课程之一。与机关合作，举办干部职工现场急救知识和技能培训，特别是与干部培训结合，通过提升领导干部的认知观念带动普通职工放大宣教影响。与社区、居委会建立长期合作关系，在社区图书室设立家庭医疗卫生知识专架，在文化站开辟健康宣传专栏；为社区居民开展紧急医疗自救互救常识等卫生应急知识讲座。在乡村，积极发挥村卫生室等基层医疗机构作用，在乡镇和人口聚集地设立急救知识咨询台，发放宣传材料。

(四)传播方式

在利用报刊、电台、电视台等传统传媒的同时，还需充分利用"两微一端"、"互联网＋"模式、网络远程教育，创建社区服务网站、现场救护网上虚拟体验区、自助培训与志愿者服务终端等新媒体平台。坚持"精准健康传播"理念，去除碎片式知识传播、摒弃片段式见解传播、割断谣言式误导传播，以人为本，将急救知识以老百姓喜闻乐见的形式，源源不断地推送给每一个人。搭建跨界合作的科普平台，成立"白金十分钟"、现场救护第一目击者联盟、中国健康科普联盟等急救科普联盟，为急救科普宣传与交流提供组织保证。多个学术团体编纂著作、帮建基地、举办节目、创立刊物、培育队伍、筹募基金，开设各种公众需要的急救课程、设立急救开放日、举办公益活动带动急救学科在公众科普意义上的发展。结合不同人群的特点，激发广大组织的积极性和创造性,编写与传播急救歌、急救舞,开发各种形式,提供活泼生动的全民急救教育素材。

六、社会责任

(一) 政策

政府层面应高度重视,从健康中国与全民小康的战略高度给予政策与资金支持,从法律、卫生、教育、科技、文化、舆论等各方面组织和引导全社会广泛参与推进,形成一个常态长效的激励机制,提高公益性急救培训的系统性和持久性。将急救培训认证纳入社会公共管控系统,实现紧急救援全民接力。相关部门制定急救员配备比例,规定达标期限,作为部门规划内容之一,在全国范围内开展不同层级急救员统一认证考试,相关单位也可在招工时制定针对急救员的优先政策,培养出更多的全职或兼职的团队和个人,是广泛推广第一目击者行动计划重要策略。

(二) 法律

急救培训机构应依据相关法律法规、制度来制定培训目标,培训资质受法律约束,培训模式受法律保护,公众的现场急救行为也应受法律约束和保护。2017 年 3 月,《民法总则》单独规定了"好人法",救助人不再承担重大过失责任,目的就是鼓励救助人实施救助行为,避免因为救助行为而遭到受助人的讹诈,并从法律法规层面规范体系、设施、培训等条款。但目前,国内公众的急救意愿还有待提高,需要进一步从法律层面赋予公众紧急情况下救人的责任,急救行为的法律责任问题需要进一步得到厘清。人口密集的公共场所安装 AED 是提高抢救成功率的重要保证，研究表明：心脏骤停患者 4 min 内使用 AED 除颤可使院前急救生存率提高 49%。目前我国和一些发达国家 AED 人口数量配比差距巨大，应将 AED 等急救设施与培训认证纳入政府采购项目。

(三)科技

随着"互联网+"模式、人工智能技术在急诊急救医疗领域的深入发展，一些创新方法包括网络平台、新媒体、移动设备应用（APP）集科普培训、志愿者服务、紧急呼救、调度系统与现场救护于一体，伤害事件与急病突发时，伤病患者可通过微信公众号一键呼救平台启动城市急救调度系统，GPS 系统定位精准现场位置、导航指引救护车选择最佳路线、可视系统辅助伤情评估、识别并指导报警者实施 CPR，有效缩短呼救至得到有力医疗抢救时间，显著提升院前急救效率与抢救成功率。在平台上实现第一目击者培训、志愿者招募与 AED 定位地图等，提供快速、准确、便捷的院前急救服务，有待进一步规范与推广。

(四)文化

在普及急救培训教育中应该始终贯穿和培养公众勇于施救、互助互爱的急救文化，将急救素养提升至"健康中国"战略高度。唤醒大众，从全民精神和修养层面提供引导与培育，使公众获得一种精神力量的驱动和支持，让全社会"想救、敢救、能救、会救"。弘扬社会主义的精神文明风尚，友好、互助的社会关系不仅能促进日常的心理、生理健康，也有助于在危急时刻相互扶持，共渡难关。培养公众健康文化，是急救科普最终的成功，也是实现个人和社会的健康人生目标的重要保障。

七、结语

本专家共识的制定，是基于目前对"现场救护—第一目击者行动"的理解，并参考现有循证医学证据及国内外有关文献完成。其遵循专家共识，并以期能够改善我国目前公众应对院外急救事件的现状，指导公众急救科普教育的实施，提高急救培训效果。而值得注意的是，在实际工作中，第一时间、第一现场、第一目击者三者之间是紧密联系、相互制约、不可分割的；现场救护涉及情况复杂，各种人为因素、个体差异、环境影响、风险量化等等，本专家共识不能完全覆盖所有问题。同时，公众急救科普培训推进与公众急救能力提升，涉及到社会、政治、经济等各个领域的各行各业，需在实践应用中因地制宜、因材施教。

中国泱泱五千年文化，早在战国时期的《孟子》有云："天时不如地利，地利不如人和。"《孙膑兵法》亦有载："天时、地利、人和，三者不得，虽胜有殃。"具体在现场救护第一目击者行动当中，现场是保障，时间是关键，第一目击者是核心，强调了第一时间、第一现场、第一目击者三者的辩证关系。当前，我国已成为世界第二大经济体，政治、文化、科技等都取得令人瞩目的成绩，缩短现场救护第一目击者能力与世界发达国家的差距，向全社会推广现场救护三个"一"理念，树立从个体到大众的健康观、从科学到哲学的发展观、从生存到生态的系统观，构建全民参与的 EMSS，保障人民群众生命安全，为实现健康中国、全面小康的伟大战略作出贡献。

附录三　中国 AED 布局与投放专家共识

一、背景

心源性猝死（sudden cardiac death, SCD）是由于各种心脏原因所致的突然死亡，早期表现常无典型性，患者突然出现心脏骤停等表现。据报道，我国每年发生心源性猝死的患者约为 54.4 万。当患者发生心脏骤停时，抢救非常重要，抢救时间每延迟 1 min，其生存率会降低 7% ~ 10%。而心脏骤停多发生在院外的公共场所，其高发地点主要有公共运动场所、交通枢纽（如机场、火车站、地铁站）、大型购物中心和工厂等。因此，院外心脏骤停（out of hospital cardiac arrest, OHCA）的抢救对于保障公众的生命安全非常重要。2015 年美国心脏协会（American Heart Association, AHA）提出的生存链中强调，早期呼救、早期实施高质量的心肺复苏（cardiopulmonary resuscitation, CPR）、早期进行自动体外除颤器（automated external defibrillator, AED）除颤等急救措施对提高 OHCA 患者的存活率十分重要。研究表明，在 1 min 内实施 CPR，3 ~ 5 min 内进行 AED 除颤，可使心脏骤停患者存活率达到 50% ~ 70%。由此可见，早期对院外心脏骤停患者进行除颤，将大大提高患者的存活率。

公众启动除颤（public access defibrillation, PAD）是指在院外心脏骤停发生率高、人员密集的公共场所配置 AED 与公众培训 CPR，当发现院外心脏骤停患者时，由现场第一目击者在急救人员到达现场前使用 AED 对患者进行除颤，从而提高院外心脏骤停患者的院前复苏率和院内抢救成功率，改善其预后。80%的OHCA患者是由室颤所引起，发病突然、进展迅速，患者发病数分钟后可能会死亡，室颤必须由电除颤才能被纠正。目前高度自动化的AED操作很便捷，受训后使用极少发生差错，能够解决医务人员无法在第一时间对OHCA患者进行有效救治的难题。因此，在公共场所需合理、有效地配置AED供抢救心脏骤停患者。目前，美国、欧洲、日本等多个国家或地区均开展了PAD项目，已有使用AED对院外心脏骤停患者进行除颤的规范流程或指南，而国内也有学者对AED的使用及应用效果进行了初步探讨，但国内AED投放或PAD项目存在发展不平衡、不充分、不规范的现状，除少数几个大城市如杭州、深圳、上海和海口等重点健全医疗急救体系建设，出台相关急救医疗服务条例，公布AED的具体布局位置与AED地图之外，大部分城市尚处于起步阶段。一项关于杭州公共场所AED的研究显示，目前AED投放项目存在重视程度不足、标准流程未规范、公共场所配置AED数量不足、分布不均、社会群众使用AED意识不高等一系列问题。

PAD在中国的发展相对滞后，AED投放的配置要求和操作流程尚缺乏统一标准，应用不够规范，是造成我国目前院外心脏骤停患者抢救成功率极低的重要原因之一。在公共场所科学、合理、有效地配置AED，让AED能像灭火器一样得到重视和广泛配置使用，这将是我国公众急救意识普及教育和生命安全保障的一个里程碑，也是实现"健康中国2030"的一个重要体现。鉴于此，中国AED联盟、中国红十字会总会、中华医学会急诊医学分会、中国医师协会急诊医师分会、中国人民解放军急救医学专业委员会、中国中西医结合学会急救医学专业委员会、中华医学会科学普及分会、中国老年医学学会急诊医学分会、中国研究型医院学会心肺复苏学专业委员会、中国老年保健学会心肺复苏专业委员会等学术组织结合国内外学者关于 AED 配置的研究和现状，并根据我国具体情况，就 AED 的配置数量、布局因素、重点公共场所投放位置及相关急救器材配备等做出相应推荐、建议，以期规范公共场所 AED 的合理有效布局，提升我国 AED 配置应用水平，进一步加快我国社会急救医疗服务体系建设。

二、AED 布局和投放推荐意见

推荐意见 1：建议我国社会各界加强对公众启动除颤项目的认识，分阶段逐步推广中国公众启动除颤项目（China-PAD，C-PAD）。

公众急救知识和技能的普及率是现代社会文明的重要标志，AED 的普及水平不仅反映了城市、地区及国家对心脏急救的重视程度，也反映了该地区及国家的文明发展水平。"健康中国"首先要做到健康素养、道德素养的提升，而我国当前还没有标准的、完整的 PAD 计划，因此推行"C-PAD"势在必行。

普及 AED 对社会文明进程具有里程碑式的意义。2010 年海南省批准的《海南省红十字会条例》是我国最早将 AED 写入法律法规的省份。2017 年全国人民代表大会通过《中华人民共和国民法总则》第 184 条，标志着在我国紧急情况下使用 AED 将受到法律保护。在政府主导下，2018 年底上海市红十字会在浦东新区安装 800 台 AED；深圳市急救中心按照深圳市卫生计生委组织专家起草制定的《深圳市"十三五"AED 配置使用实施方案》，已完成 1000 台 AED 采购工作，预计到 2020 年，完成 5000 台 AED 采购及安装工作；2019年由安徽省红十字会向社会发起"益路同心——AED城市布点"项目，以淮北作为项目试点，捐赠200台AED，2020年6月1日颁布的《中华人民共和国基本医疗卫生与健康促进法》第27条规定："卫生健康主管部门、红十字会等有关部门、组织应当积极开展急救培训，普及急救知识，鼓励医疗卫生人员、经过急救培训的人员积极参与公共场所急救服务。公共场所应当按照规定配备必要的急救设备、设施"。这些都标志着我国AED普及事业实现了从无到有的快速突破。虽然我国在AED的实施及普及方面均起步较晚，现有的AED数目、公众急救普及率难以和一些发达国家比肩，但在国家经济水平提高和"健康中国2030战略"大背景的推动之下，推荐参考国外推行PAD的经验，并结合自身国情，科学合理地制定C-PAD发展策略，在我国分阶段逐步推广AED，从而让更多单位、机构、公众都能参与到社会大急救的体系中来。

推荐意见2：建议全国各省市区根据区域人口基数及急救需求等因素，可以按照"每10万人配置100~200台AED"的原则，确定合理的公共场所AED配备数量，统一规划配置AED。

公共场所急救的基础条件包括急救资源的配置数量、分布密度和人群覆盖率，我国AED配备数量少，与发达国家差距大。根据目前的文献数据，平均每10万人中美国拥有700台AED、日本276台，而我国每10万人中深圳17.5台、海口13台、浦东新区11台、杭州5台，我国中心城市AED的配置数量、分布密度和覆盖范围与国外一些发达国家仍有较大差距。因此，各地区政府、卫生部门应当增加经济投入和财政预算，统计辖区人口基数，以"每10万人配置100~200台AED"为标准，统一制定所在地区 AED 投放数量标准，向各个地区尤其是院外心脏骤停发生概率较高的人口密集区域投放 AED。推荐配置标准为最低水平，鼓励当地根据实际情况增加 AED 配备数量，并鼓励单位和个人向相关机构进行捐赠，支持急救事业发展，提升 AED 配置和应用水平，保证充足的急救资源配置数量、分布密度和人群覆盖率，使紧急情况下公众有设备可取，有资源可用。

推荐意见 3：建议单位或区域在公共场所配置 AED 时根据人口密度、人口流动量、分布距离等影响因素，可以按照第一目击者能够在 3~5 分钟获取 AED 并赶到患者身边为原则。

（一）人口密度

1. 符合以下条件的区域应至少配置 1 台 AED：近 5 年内发生过院外心脏骤停，存在可能发生 OHCA 的高危人群或人群中有一定发生心血管意外的机率（≥1 次/每年每千人）的区域。总体而言，50 岁以上人口占较大比例或存在高危人群、院外心脏骤停发生率较高的区域都应配备 AED。

2. 平均固定 ≥3000 人的场所，如学校、部队、工厂等，应至少配备 1 台 AED。

（二）人口流动量

白天至少有 250 名 50 岁以上的人口流动区域，及每天平均有 ≥3000 人出入的公众集会场所应至少配备 1 台 AED。

（三）分布距离

1. 增加人员密集公共场所的 AED 配置数量，实现人员密集场所直线距离 100 米范围内配置 1 台 AED。

2. 遵循 3 ~ 5 min 之内，救助者能够拿到 AED 并赶到患者身边的原则进行配置。

推荐意见 4：建议政府在学校、机场、火车站、高铁站、汽车站、地铁站、医疗机构、体育场馆、大型超市、百货商场、影剧院、游乐场等人口密集、流动量大的场所及高危人群家庭配置 AED 及相关应急设备。

(一)学校

1. 所有中学、大学必须根据以下至少 1 种情况优先考虑校园 AED 项目：学校在 5 年内有合理使用 AED 抢救的记录；医疗急救专业人员在 5 min 内无法到达该学校。幼儿园和小学等可根据实际情况考虑。

2. 所有学校应该实施 C ~ PAD 教育，且在学校举办校运动会等大型活动期间，至少有 2 名受过 CPR 和 AED 除颤培训的老师或学生在场，从而保证学生、教师以及其他人员在校园内参与体育项目和各项活动时的安全。

(二)交通工具

1. 长距离交通

(1)每列动车、高铁和火车，每架客机，每辆长途公共汽车应至少配置 1 台 AED。

(2)乘客 ≥150 人或总吨位 ≥100 吨的客船应至少配置 1 台 AED。

2. 短距离交通

（1）出租车、网约车、公共汽车应鼓励配置 AED。此措施的目的是可以在紧急医疗救援人员到达现场前，缩短 OHCA 患者从发病至获救的时间，尽早进行施救。且所有车上装载 AED 的司机，均要接受 AED 与 CPR 的专业培训，保证在第一时间抢救病患；不仅鼓励本车适用，鼓励在调度系统指挥下，合理快速支援第一目击者救治。

（2）警用摩托车、警车、消防车应配置 AED。发生心脏骤停事件时，警察、消防队员往往先于急救人员到达现场，有利于缩短患者抢救时间。

（3）使用无人机搭载 AED。无人机与 AED 的结合，将是急救领域的全新探索。因无人机不受陆地交通条件的影响，原则上可全天候待命，能够快速到达心脏骤停患者的发生地，缩短响应时间，大大提升 OHCA 患者的存活率。此外，也可利用无人机配备的摄像头进行远程医疗评估患者，并指导旁观者实施 CPR 和 AED 除颤。但无人机的运作会受恶劣天气的影响，需根据现场实际情况灵活调配。

（三）医疗机构

在医疗机构内，即使拥有专业救护人员，也有必要安装 AED，保证急救资源随时可用。

1. 二、三级医院平均每日有 ≥100 名患者出入的候诊大厅、门诊和检验科、影像科、超声检查科等辅助科室，应至少配备 1 台 AED。

2. 二、三级医院内非医疗区域，如食堂、广场等，应至少配备 1 台 AED。

3. 社区卫生服务中心、社区卫生服务站、社区健康驿站、乡镇卫生院等一切提供医疗服务或健康保健的机构应各配置 1 台 AED。

4. 干休所、中等规模以上的养老院(≥120 张床位)及其他健康养护机构等应至少配置 1 台 AED。

(四) 其他人口密集的重要公共场所

1. 风景游览区、文化古迹观光区、森林和地质主题公园及其他观光旅游性质地区应至少配置 1 台 AED;旅宿场所,平均客房≥250 间的旅馆、酒店、招待所至少配置 1 台 AED。

2. 进行体育锻炼、提供体育训练的组织训练中心,如健康俱乐部、体育俱乐部、健身房、高尔夫球场均需配置至少 1 台 AED。

3. 举办极限运动如铁人三项、马拉松等或者极限运动文化浓郁的城市/地区,建议在活动沿线配置临时或固定的 AED。

(五) 高危人群家庭

建议有发生过心脏骤停或有心脏骤停高风险成员的家庭有条件可配备 1 台 AED。

推荐意见 5:建议单位或区域在公共场所配置 AED 时,放置位置应有固定、醒目的标识,遵循科学的安装要求,并定时、定人维护,确保 AED 设备的安全和实用。

(一) 常见的 AED 配置位置

1. 公共游乐场所:医疗站点、服务台、洗手间旁、消防栓处。
2. 学校:体育场馆、校医室、保安室、礼堂、食堂、阶梯教室。

3. 酒店：大堂、游泳池、健身房、会议室、娱乐中心、监控室、医务室、消防栓处。

4. 办公楼、工厂：前台、层楼入口、保安监控室、医疗点、消防栓处。

5. 机场、地铁站、高铁站、火车站等大厅问讯处、监控室、售票处、医务站、安检(检票口)旁。

6. 社区：保安室、单元入口、消防栓处。

(二) AED 安装要求和日常维护

1. AED 是急救设备，安放时不可锁闭，避免错失抢救时间。安放时应在该场所平面示意图上标示 AED 位置，并在重要入口、AED 放置处设有统一、明显的指示标识，应配备有保护外框、警报及警铃功能。

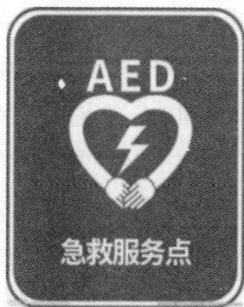

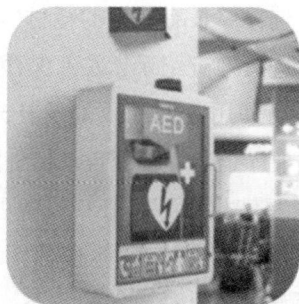

2. 依据现场情况，AED 可悬挂在墙上，也可以直接贴墙落地放置，但避免 AED 壁柜等物体影响人行道、走廊、通道或过道的

正常通行，同时整体高度应≤1.8 m，尽可能保证 AED 拿取的方便性和快捷性。同时，应提高 AED 的环境适应性和可靠性，拥有更高抗跌落高度、更高防尘防水等级和更宽的工作温度范围等性能，以覆盖适应于更多的公共场所。

3. 自动售卖机、便利店及 ATM 机等 24h 开放的场所是 AED 安置的优先选择。将 AED 放置自动售卖机及 ATM 机上，具有以下优点：①节省安装 AED 装置的空间，AED 无需独立配置，放置位置灵活，如街道、社区、商场、地铁等；②自带宣传与夜灯功能，加上其分布的密集程度，是推广和宣传 AED 的有效途径，能让更多市民知晓 AED 设备的存在；③当夜间发生 OHCA 时，能快速获得设备并投入使用。

4. 运输工具如安装 AED，应满足相应的行业标准，如飞机上配置 AED，应支持飞机转运标准。

5. 有放置 AED 的场所应配备 AED 管理员，定期检查 AED 电池(有条件可配置拥有自检功能的 AED)、耗材有效日期及其功能，选择更长有效期的耗材(电池和电极片)、维持机器正常运作，并进行检查纪录，妥善保存备查；AED 每次使用结束后，应及时进行使用数据的收集及补充耗材。AED 安置点应安装摄像头，以便于监督、管理自动体外除颤器的使用与维护。考虑 AED 设备需"随时待命"，AED 设备可提供4G/5G、基于蜂窝的窄带物联网(NB-loT)、WiFi 等多种无线传输方式，并可支持远程设备管理系统，随时对设备的状态、位置、耗材有效期等进行远程管理，确保设备的随时可用。

6. 考虑网络信息安全，无线数据传输应满足《医疗器械网络安全注册技术审查指导原则(2017 第 13 号)》，远程设备管理系统必须通过公安部信息安全等级保护测评和安全等级保护备案。提供给 AED 设备配套使用的任何附属电气设备应满足《中华人民共和国国家标准(GB 9760.15—2008)医用电器设备第一部分:安全通用要求并列医用电气系统安全要求》和《体外除颤产品注册技术审查指导原则》。

7. 应将 AED 的管理纳入当地卫生主管部门或专业医疗学会的一项常规工作,每年定期对 AED 的使用及维护情况进行收集及总结。同时,当地红十字、社会服务机构、放置点管理部门等应与 AED 供货商共同探索、建立科学化、信息化、智能化、网络化的24h 动态管理系统,加大 AED 项目的社会宣传、技能普及和日常维护,明确专人负责,建立必要的管理制度,定期对设备进行维护,实现对 AED 的科学管理和维护。同时加强对志愿者的培训,让志愿服务工作覆盖 AED 设置、使用、维护、评估的项目全流程。

推荐意见6: 建议政府主导设计 AED 布局网,构建 AED 网络和体系,对 AED 信息入网注册进行统一管理,并利用信息化技术绘制 AED 地图。

互联网+急救,是在传统的应急救援体系中融合了互联网的强大信息传输技术,在最大化利用互联网信息传递的便捷性与时效性的同时,极大地缩短急救的等待时间。目前智能手机已成为公众的随身标配,地图软件、APP 能随时为公众提供准确的地理位置服务。由政府主导设计 AED 布局网,构建 AED 网络和体系,对 AED 信息入网注册进行统一管理,将互联网与急救服务紧密结合,如将公共场所 AED 地图接入 120 急救指挥调度平台中,公众拨打 120 急救电话后,在救护车到达现场之前,急救中心调度员除了对其可以进行电话指导(有条件的可以视频指导)救护他人,还可以第一时间调度匹配到附近的第一目击者,并准确查询事发地点附近 AED 放置点,利于救援的开展;也可结合手机定位软件,通过 GPS 或中国北斗卫星导航系统特定的定位技术获取移动手机或终端用户的位置信息(经纬度坐标),从而在电子地图上标出被定位对象、第一目击者以及 AED 的位置分布,发出求救信号,周围第一目击者与附近 AED 自动相互匹配,使其通过手机地图软件快速查找 AED 及相关应急设备的位置。移动的出租车、网约车、警车和警用摩托车等构成移动的 AED 提供者,随呼叫自动向患者汇聚;搭载 AED 的无人机安装于 4G/5G 基站,呼叫时自动激活。固定设置 AED、移动 AED 与无人机 AED 在信息网络指导下,实现三维立体 AED 配置网。通过施救者手机 GPS 定位,即可发挥手机定位功能,快速在电子地图上获取施救者的位置及周边 AED 分布信息,同时联合 4G/5G 公用移动通信基站建设,实现无人机搭载 AED 组网,从而实现定位与急救相结合,缩短急救反应时间,提高急救效率、应用深度。

同时进行急救 AED 地图的研发,实现线上线下紧密衔接,可以将社区、公共区域和医院等形成一个统一整体,真正实现互联网+医疗的智能急救服务,如"互联网+急救"AED 地图,自动定位、自动更新、自动显示和自动导航周边地区的 AED。

推荐意见 7:建议有条件的单位或区域在公共场所配置 AED 时,配置个人防护装备和辅助工具等,形成"AED 组合包"。有条件下选用可提供动画和语音等多种指导方式的 AED,从视觉和听觉等多途径给施救人员现场指导。

（一）吸水纸巾或毯子

若在胸部表面有水的患者身上使用 AED，直接通电的情况下会妨碍 AED 设备对心脏释放足够的电击能量。建议 AED 组合包中配置相应吸水纸巾或毯子以便在连接 AED 电极片之前迅速擦干患者胸部表面的水。

（二）个人防护装备

建议配置简易面罩、护目镜、非乳胶手套等个人防护装备，以便在急救时隔离与患者直接接触中的潜在的各种传染性疾病。

（三）辅助工具

在人流量大、人群密集的公共场所建议配置荧光棒、哨子、应急照明工具和废物袋等辅助工具，在紧急情况下荧光棒、哨子和应急照明工具能够疏散人群并帮助医疗急救人员准确找到患者的位置，废物袋可用于医疗废物的处理和收集患者的散落物品。

推荐意见 8：建议政府应明确 AED 安装应用的法律责任问题，推动 AED 相关法律条文的制定或修订计划。

目前针对公共场所安装 AED，虽然一些城市已经出台了相关的条例，但都是建议性的要求，没有强制性，这是导致目前 AED 在我国推进缓慢的一个重要原因。2017 年全国人民代表大会通过《中华人民共和国民法总则》第 184 条，标志着在我国紧急情况下使用 AED 将受到法律保护，经过专业培训并获得证书的志愿者(非医疗业务工作者)急救时使用 AED 是合法的。因此，建议相关部门依法明确 AED 安装和应用的法律责任问题，推动相关法律条文的制定或修订。

推荐意见9：建议以政府为主导在公共场所配置 AED，鼓励企业、个人的捐赠，同时也鼓励有条件的单位自行配置 AED。

公共场所 AED 的配置主要来源于政府，但仅依靠政府的力量远远不够，鼓励各家企业，甚至公众个人等积极捐赠 AED，并将此纳入 AED 统一规范管理范畴。同时也鼓励有条件的单位自行配置 AED，并由专人进行管理及维护。

推荐意见10：建议以政府为主导推动中国公众启动除颤计划（C-PAD），如体系建设、教育及宣传等。

1. 政府应加强对公共场所、职业机构、高校等发生心脏骤停的高风险性质的重视，突出公众安全、职业安全和高校安全等的重要性，将 AED 的配置纳入基本公共卫生服务中，给予更多重视。

2. 政府主导制定 C-PAD，定义各级城市 AED 覆盖要求，分不同阶段完成包括资金规划、配置数量、培训体系、认证体系等内容。

3. 建议在重要场所配置 AED 及相关应急设备时，应积极完成对场所相关工作人员 CPR 及 AED 使用的培训。

4. 中国红十字会、120 急救系统、医院及相关医学院校中具有培训资质的师资等对公众进行 AED 使用的规范化培训。

5. 建议医院急诊科、心脏内科、急危重症等科室的医生、护士等医务者对心脏骤停高危患者及其家属进行 CPR 及 AED 等相关急救知识的培训。

6. 建议在各高校开展 AED 培训，源源不断为社会培养一批又一批"第一目击者"。

7. 建议岗位人员每年一次急救基本技能考核和再评价，对存在问题进行逆向强化培训，保证急救技能的稳定。

8. 建议政府相关宣传部门和媒体，制作多种形式的 AED 宣传材料，作为公益广告在电视台、广播电台、报纸、网站等不同类型媒体广泛宣传，通过多途径向大众普及 AED 使用等公共急救基本知识。

9. 政府在城市规划及道路建设过程中，应考虑预留 AED 放置点。

三、总结

我国心脏骤停人数较多，但院前急救有效率低，公众 AED 的使用率低，这与 PAD 项目发展不平衡、人均 AED 数量不足、配置方针未细化等因素有关。通过综合考虑地区人数、分布距离及重要场所等影响因素，科学管理调配资源，设计 AED 配置策略，联合信息化和组合新工具，提高 AED 的投放密度并解决好配置位置等问题，使公众真正做到能知晓、能获取、能使用、能救人。利用一切可利用的资源，保证合理的 AED 布局与投放，避免资金和医疗设备浪费，在 OHCA 发生时有资源可用、有时间可抢、有机会可救，改善急救现状，提高 OHCA 心肺复苏自主循环恢复率和生存出院率，促进全民急救公益事业的发展。

参 考 文 献

[1] 祝益民,刘晓亮. 现场救护需强化三个"一"理念[J]. 中华急诊医学杂志, 2016, 25(8): 997-999.

[2] 中国老年保健协会第一目击者现场救护专业委员会. 现场救护第一目击者行动专家共识[J]. 中华急诊医学杂志, 2019, 28(7): 810-823.

[3] 刘晓亮,蒋宇,邹联洪等. 现场救护-第一目击者行动"急救科普活动实践 [J]. 中国急救复苏与灾害医学杂志, 2016, 11(6): 634-636.

[4] 十三届全国人大常委会第十五次会议. 中华人民共和国基本医疗卫生与健康促进法[Z]. 2019.

[5] 第八届全国人民代表大会常务委员会第四次会议. 中华人民共和国红十字会法[Z]. 1993.

[6] 湖南省第十三届人民代表大会常务委员会第十九次会议. 湖南省现场救护条例[Z]. 2020.

[7] Zhao D, Liu J, Wang M, Zhang X, Zhou M. Epidemiology of cardiovascular disease in China: current features and implications[J]. Nat. Rev. Cardiol, 2019, 16(4): 203-212.

[8] 十六省市心血管病人群监测协作组. 十六省市急性冠心病事件流行病学概况[J]. 中华流行病学杂志, 1993, 14(1): 10-13.

［9］万浩. 2007-2009 年北京地区急性冠心病事件院外死亡流行病学研究［D］，首都医科大学，2012.

［10］高燕琳，苏健婷，韦再华，刘京龙，王晶. 2007 至 2009 年北京市 25 岁以上居民急性冠心病事件院前死亡特征分析［J］. 中华心血管病杂志，2012，40（3）：199-203.

［11］2019 中国卫生健康统计年鉴［M］. 国家卫生健康委员会. 2019.

［12］Shao F, Li CS, Liang LR, Li D, Ma SK. Outcome of out-of-hospital cardiac arrests in Beijing, China［J］. Resuscitation. 2014, 85（11）: 1411-1417.

［13］Myat A, Song KJ, Rea T. Out-of-hospital cardiac arrest: current concepts［J］. Lancet. 2018, 391（10124）: 970-979.

［14］Wang W, Jiang B, Sun H, et al. Prevalence, Incidence, and Mortality of Stroke in China: Results from a Nationwide Population-Based Survey of 480 687 Adults［J］. Circulation, 2017, 135（8）: 759-771.

［15］Wu S, Wu B, Liu M, et al. Stroke in China: advances and challenges in epidemiology, prevention and management［J］. Lancet Neurol, 2019, 18（4）: 394-405.

［16］杨天泰. 撒玛利亚人问题及其中的救助义务探析［D］，中国政法大学，2009.

［17］邰梦圆. "好撒玛利亚人法"论纲［D］［硕士］，烟台大学，2016.

［18］刘鑫. 国外好撒玛利亚人法及对我国的立法启示［J］. 法学杂志，2017，38（9）: 44-53.

［19］殷欣，李文涛，安力彬，孙秋菊，李月霞. 好撒玛利亚人法对我国院前急救的启示［J］. 医学与哲学，2010，31（3）: 53-54.

［20］李阳阳. 好撒玛利亚人法简析［J］. 榆林学院学报，2007，17（3）: 72-74.

［21］王苑. 好撒玛利亚人立法研究［J］. 经济视角，2011（8）: 35.

[22] 谢敏. 美国"好撒玛利亚人法"评介——兼论《民法总则》"好人条款"[D][硕士]，西南政法大学，2018.

[23] 郑丽清. 危难救助者民事责任豁免研究——以美国《好撒玛利亚人法》为视角[J]. 福建师范大学学报（哲学社会科学版），2016，（1）：40-48.

[24] 李忠东. 扬善惩恶的"好撒玛利亚人法"[J]. 检察风云，2017(5)：54-55.

[25] 健康中国行动推进委员会. 健康中国行动(2019—2030年)[Z]. 2019.

[26] Shu Z . Sudden cardiac death in China：current status and future perspectives[J]. Europace：European pacing, arrhythmias, and cardiac electrophysiology：journal of the working groups on cardiac pacing, arrhythmias, and cardiac cellular electrophysiology of the EuropeanSociety of Cardiology(suppl-2)：ii14.

[27] 史长文，许虹，杨勇，等. 自动体外除颤普及应用现状的中美对照分析[J]. 中华急诊医学杂志，2010，19(9)：997-999.

[28] Koster RW, Baubin MA, BossaertlL, et al. European Restoration Concil Guidelines for Resuscitation 2010 SECTION 2. Adult basic life subport and use of automated external defibrillators [J]. Restoration, 2010, 81(10)：1277-1292.

[29] Rho R W, Page R L . The Automated External Defibrillator [J]. J Cardiovasc Electrophysiol, 2010, 18(8)：896~899.

[30] 李洋，董晓梅，王声湧，等. 社区居民卫生应急意识与能力调查[J]. 中华流行病学杂志，2013，34(10)：993-997.

[31] 何艳，吴宗辉，孙炯，等. 重庆市大学生现场急救知识知晓现状[J]. 中国学校卫生，2014，35(10)：1494-1496.

[32] YonCG, JeongJ, KwonIH, etal. Availability and use of public access of defibrillation in Busan Metropolitan City, South Korea [J]. Springerplus,

2016, 5(1): 1524.

[33] Berger S. Cardiopulmonary resuscitation and public access defibrillation in the current era can we do better yet? [J]. Journal of the American Heart Association, 2014, 3(2): e000945.

[34] Mathias Ströhle, Paal P, Strapazzon G, et al. Defibrillation in rural areas [J]. American Journal of Emergency Medicine, 2014, 32(11).

[35] 中国老年保健协会第一目击者现场救护专业委员会, 现场救护第一目击者行动专家共识组, 石泽亚, 等. 现场救护第一目击者行动专家共识 [J]. 中华危重病急救医学, 2019, 31(5): 513-527.

[36] Miller A C, Rosati S F, Suffredini A F, et al. A systematic review and pooled analysis of CPR ~ associated cardiovascular and thoracic injuries[J]. Resutation, 2014, 85(6): 724-731.

[37] Charles D. Deakin, Jerry P. Nolan, Jasmeet Soar, et al. European Resuscitation Council Guidelines for Resuscitation 2010 Section 8. Cardiac arrest in special circumstances: Electrolyte abnormalities, poisoning, drowning, accidental hypothermia, hyperthermia, asthma, anaphylaxis, cardiac surgery, trauma, pregnancy, electrocution. [J]. Resutation, 2011, 82(1): 140-140.

[38] 中华医学会急诊医学分会, 中国 AED 布局与投放专家共识[J]. 海南医学院学报, 2020, 26(15): 1138-1145.

[39] 陈楚琳, 桂莉, 阚庭, 等. 公众启动除颤实施现况及效果的研究进展 [J]. 解放军护理杂志, 2017.

[40] Kovach J, Berger S. Automated External Defibrillators and Secondary Prevention of Sudden Cardiac Death Among Children and Adolescents[J]. Pediatric Cardiology, 2012, 33(3): 402-406.

[41] Friedman F D, Dowler K, Link M S. A public access defibrillation programme in non ~ inpatient hospital areas[J]. Resutation, 2006, 69(3):

407-411.

[42] Aufderheide，T. Community Lay Rescuer Automated External Defibrillation Programs：Key State Legislative Components and Implementation Strategies：A Summary of a Decade of Experience for Healthcare Providers，Policymakers，Legislators，Employers，and Community Leaders From the American Heart Association Emergency Cardiovascular Care Committee，Council on Clinical Cardiology，and Office of State Advocacy［J］．Circulation，2006，113(9)：1260-70.

[43] 林宏宇，郭雅欣．院前急救公共设备优化配置与运用的国外经验借鉴研究[J]．现代经济信息，2018(06)：34-35，66.

[44] Al Shaqsi，Sultan. Models of International Emergency Medical Service (EMS) Systems[J]．Oman Medical Journal，2010，25(4).

[45] 任真年，我国急诊急救医学的建设与发展研究[J]，中国医院管理，1999，12(2)：96-97.

[46] Abolghasem Gorji H，Ghorbanian A，Shahidi Sadeghi N . Relationship between Pre～hospital Services to Patients with Acute Myocardial Infarction and Their Hospital Length of Stay in Hazrate Rasool Hospital：2009［J］．Journal of Health Administration，2013，15：7-17.

[47] 刘统新，王政等，我国救护车应用的现状与发展分析[J]，医疗卫生装备，2011，32(2)：71-74.

[48] 吕传柱，黄航，张伟，等．《救护车》标准解析[J]．中华急诊医学杂志，2012，21(002)：120-122.

[49] 王铁民，谭树林，赵秀国．医用救护车辆技术发展研究[J]．医疗卫生装备，2017(1).

[50] 中华人民共和国卫生部．WS／T 292—2008 救护车[S]．北京：人民卫生出版社，2008.

[51] 温占波，于龙，李劲松，等．负压救护车排风净化装置病毒气溶胶过滤

效率测试评价方法的研究[J]. 中国消毒学杂志, 2011, 28（3）: 291-294.

[52]张建生. 卡车式大型急救车投入北京120急救系统[J]. 商用汽车, 2008,（04）: 96-97.

[53]Jafari M, Shakeri K, Mahmoudian P, et al. Innovation in the use of motor ambulance for prehospital emergency care[J]. Journal of Education and Health Promotion, 2019, 8（1）.

[54]李伟强, 李晔, 别剑子, 等. 柳州市城乡医疗紧急救援一体化技术研究的应用[J]. 中国急救复苏与灾害医学杂志, 2012, 07（8）: 709-712.

[55]王海燕 李欣, "好人法"保护好心人[N]. 人民周刊, 2016, 11（01）.

[56]张俊波, 王冉, 程琦, 等. 非医学类高校急救知识课程开设必要性及教学方法探讨——以在线课程《关爱生命: 急救与自救技能》为例[J]. 教育教学论坛, 2019（38）: 6-8.

[57]陆洲, 向英, 等. 我国公众现场急救现状研究[J]. 医学与社会, 2015, 28（10）: 54-56.

[58]岳茂兴, 夏锡仪, 等. 现场急救新理念新模式, 新装备, 新疗法[J]. 临床急诊杂志, 2010, 11（4）, 193.

[59]王立祥, 孟庆义, 等. 中国CPR共识与美国CPR指南[J]. 中华危重病急救医学, 2017, 29（10）: 865-870.

[60]魏捷, 胡念丹.《2015年美国心脏协会心肺复苏及心血管急救指南更新》解读之急救系统和持续质量改进[J]. 临床急诊杂志, 2016, 17（01）: 1-3.

[61]叶林书. 国外急危重症救治生存链概要及对我国的启示[J]. 中国卫生质量管理, 2008, 15（3）, 74-76.

[62]杜晶, 杨新伟. 国内外院前急救社区化[J]. 解放军医院管理杂志, 2018, 25（9）, 835-838.

[63]中华医学会等. 心脏骤停基层诊疗指南（2019年）[J]. 中华全科医师

杂志, 2019, 18(11), 1034-1040.

[64] 马剑飞, 宋巧玲, 屈纪富. 院前心脏骤停患者心肺复苏抢救成功的影响因素[J]. 海南医学, 2019, 30(1): 32-34.

[65] 吴晓玲, CPR生存率会以每分钟10%左右的速率下降-院前干预对院外心脏骤停患者救助的重要性[J], 当代医学, 2020, 26(7): 183-187.

[66] 郑康, 马青变等. 心脏骤停生存链实施现状及预后因素研究[J], 中华急诊医学杂志, 2017, 26(1)51-57.

[67] 欧阳瑜 王从华等. 不同心肺复苏形式对心脏骤停患者出院率影响的Meta分析[J]. 岭南急诊医学杂志, 2019, 24(3): 211.

[68] 马桂秋, 冯明. 心肺脑复苏最新进展[J]. 护理研究, 2006(16): 1420-1422.

[69] 廖裔学, 阮海林. 院前心搏骤停的研究进展[J]. 医学综述, 2010, 16(21): 3284-3286.

[70] 冷峰, 冯娇娇等. 创伤急救医联体实施[J]. 解放军医院管理杂志. 2020, 27(1): 39-41.

[71] 孙贵新, 刘中民. 创伤救治的概念及进展[J], 灾害医学与救援(电子版), 2014, 3(2): 70-73.

[72] 姚元章. 论多发伤急救的时效性[J]. 创伤外科杂志, 2016, 18(5): 257-260.

[73] 王陶, 吴新宝. 重症创伤病人的全方位统合救治体系[J]. 临床外科杂志, 2018, 26(8): 570-571.

[74] 陈道堃, 林维成等. 创伤急救体系的发展与现状[J]. 北京大学学报(医学版), 2017, 49(2): 368-371.

[75] 余益民, 姚志彬等. 院前急救创伤患者流行病学特征分析[J]. 中国公共卫生, 2017, 33(4): 658-662.

[76] 梁素瑞, 黄艺仪等. 院前急救创伤病人流行病学的研究进展[J]. 全科护理, 2017, 15(2): 156-158.

[77]尹文，李俊杰．道路交通伤的概况与救治现状[J]．创伤外科杂志，2018，20(3)：166-170．

[78]冯丽洁，沈洪．第55例——创伤院前急救中的高级生命支持(Internet网上专题讨论)[J]．中国危重病急救医学，2003(04)：254-257．

[79]张连阳，姚元章．严重创伤的早期救治[J]．中国实用外科杂志，2008，28(7)：582-584．

[80]赵小纲，张茂．血流动力学不稳定骨盆骨折急诊处理专家共识[J]．中华创伤杂志，2015，31(12)：1057-1062．

[81]中国研究型医院学会卫生应急学专业委员会，中国中西医结合学会灾害医学专业委员会等．批量伤员感染预防策略专家共识(2017)[J]．中华卫生应急电子杂志，2017，3(2)：65-71．

[82]郭庆山，张连阳．《灾难环境中开放性损伤的救治技术规范》解读[J]．中华灾害救援医学，2015，3(6)：312-314．

[83]宗兆文，包俊强，等．作战人员战现场急救培训课程设置[J]．解放军医院管理杂志，2018，25(4)：359-360．

[84]《中国破伤风免疫预防专家共识》发布[J]．中华医学信息导报，2018，33(6)：9．

[85]王丽姿，李亚洁，等．自来水冲洗火器伤口的实验研究[J]．解放军护理杂志，2003，20(8)：16-17．

[86]刁骧．自来水清洗伤口效果良好[J]．中国循证医学杂志，2008，8(6)：419．

[87]杨洁，陈芳等．急性伤口清洗研究新进展[J]．护理研究，2017，31(22)：2705-2706．

[88]唐路平，张茂．美国野外医学会关于恶劣环境下伤口初步处理指南[J]．中华急诊医学杂志，2014，23(12)：1307-1308．

[89]张连阳，李阳．创伤失血性休克进展[J]．临床急诊杂志，2018，19(3)：144-148．

[90]焦保华. 外伤性颅内出血与血肿的诊断及急救处理[J]. 中国全科医学，2004，7(18)：1296-1297.

[91]周殿阁. 胸外伤院前抢救措施(上)[J]. 中国社区医师，2013，29(39)：23-24.

[92]刘传安，李征宇. 外伤性心包填塞的诊治体会[J]. 泰山医学院学报，2006，27(2)：172-172.

[93]梁高华，廖丽云，左勇. 心脏外伤导致急性心包填塞5例报告[J]. 中国综合临床，2008，24(z1)：103.

[94]谢妙芳. 外伤性腹腔内出血的急救及临床护理[C]. 全国外科护理学术会议暨专题讲座论文汇编. 2000.

[95]吴在德，吴肇汉. 外科学[M]. 7版. 北京：人民卫生出版社. 2008，723-727.

[96]邓淑华，陶静，等. 严重胸部外伤患者的急救与护理[J]. 中国误诊学杂志，2008，8(8)：1927-1927.

[97]袁景红. 创伤性失血性休克急救护理进展[J]. 现代中西医结合杂志，2014，23(14)：1592-1594.

[98]孟庆义. 基层急救：重在止血、保温、固定——《2015血流动力学不稳定骨盆骨折急诊处理专家共识》解读[J]. 医师在线，2016，6(1)：26-27.

[99]李红梅. 颅内出血的急救观察与护理[J]. 中国实用医药，2009，4(15)：211-212.

[100]林丽勤. 创伤性失血性休克的急救和护理[J]. 医学理论与实践，2010，23(8)：1015-1016.

图书在版编目(CIP)数据

《湖南省现场救护条例》解读 / 祝益民，陈芳主编.
—长沙：中南大学出版社，2020.10
ISBN 978-7-5487-4225-8

Ⅰ.①湖… Ⅱ.①祝… ②陈… Ⅲ.①救护—条例—
法律解释—湖南 Ⅳ.①D927.642.16

中国版本图书馆 CIP 数据核字(2020)第 199813 号

《湖南省现场救护条例》解读
《HUNANSHENG XIANCHANG JIUHU TIAOLI》JIEDU

主编 祝益民 陈 芳

□责任编辑	孙娟娟
□责任印制	易红卫
□出版发行	中南大学出版社
	社址：长沙市麓山南路　　　　邮编：410083
	发行科电话：0731-88876770　　传真：0731-88710482
□印　　装	长沙市宏发印刷有限公司

□开　　本	880 mm×1230 mm　1/32　□印张 6.75　□字数 162 千字
□版　　次	2020 年 10 月第 1 版　□2020 年 10 月第 1 次印刷
□书　　号	ISBN 978-7-5487-4225-8
□定　　价	32.00 元